Melitta Horak, Sonja Haubitzer
**Community Health Nurse**

Melitta Horak, Sonja Haubitzer

# Community Health Nurse

## Handlungsfelder der Pflege im Kontext von Public Health

facultas

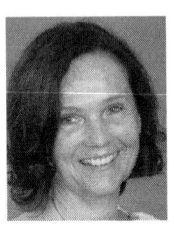

**Melitta Horak, BSc MSc**
DGKP, Advanced Practice Nurse, Integrierte Versorgungs-
managerin, zertifizierte Casemanagerin, Spezialisierungen in
Public Health und Public/Community/Family Health Nursing,
Hochschullehrende an der FH Kärnten.

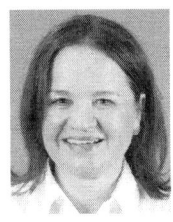

**Mag. Sonja Haubitzer, M.Ed**
DGKP, Juristin, Master of Education. Gerichtlich beeidete Sach-
verständige, Referentin für Pflege und Recht, Hochschullehrende an der FH Kärnten.

Eine geschlechtergerechte Schreibweise wird in diesem Buch vorwiegend durch die
Verwendung der Schreibung mit Stern * realisiert. Ist eine korrekte, alle Endungen
berücksichtigende Schreibung auf diese Weise nicht möglich oder erfordert sie Ergän-
zungen, die den Lesefluss hemmen, so wird – stellvertretend für beide Geschlechter –
die weibliche Form gewählt.

Bibliografische Information der Deutschen Nationalbibliothek

Die Deutsche Nationalbibliothek verzeichnet diese Publikation in der Deutschen
Nationalbibliografie; detaillierte bibliografische Daten sind im Internet über
http://dnb.d-nb.de abrufbar.

1. Auflage 2021
Copyright © 2021 Facultas Verlags- und Buchhandels AG
facultas Verlag, Stolberggasse 26, 1050 Wien, Österreich
Umschlagbild: © ontsunan, Adobe Stock
Lektorat: Sabine Schlüter, Wien
Satz: Wandl Multimedia-Agentur
Druck: Facultas Verlags- und Buchhandels AG
Printed in Austria
ISBN 978-3-7089-2107-5
e-ISBN 978-3-99111-336-2

# Inhaltsverzeichnis

# Vorwort

Die Einführung von *Community Health Nurses* als relevante Profession im Primärversorgungssektor ist in Ländern wie z. B. Finnland oder Kanada bereits ein altes und bewährtes Konzept, um die Gesundheit der Menschen in ihrer Lebenswelt zu stärken und zu verbessern. Gerade in Zeiten einer sich ändernden Demografie mit mehr älteren und alten Personen mit chronischen Erkrankungen, welche trotzdem möglichst gesund und selbstbestimmt leben möchten, in Zeiten neuer Umwelt- und Verhaltensrisiken sowie der gleichzeitigen Herausforderung von neu auftretenden oder wiederkehrenden Infektionserkrankungen kann diese Profession die Resilienz und Gesundheit einer *Community* (Gemeinde, Gruppe, Gemeinschaft) direkt in deren Lebensumgebung positiv beeinflussen (Kulig, 2000; Frenk/Chen/Bhutta/Cohen/Crisp/Evans et al., 2010). In Kanada beispielsweise wird die *Community Health Nurse* folgendermaßen beschrieben: "Community health nurses [...] provide health guidance and nursing care to individuals, families and groups in the home and community; their work is directed towards the prevention of disease and the promotion and maintenance of health."[1] *Community Health Nursing* hat sich im Laufe der Jahrzehnte in diesen Ländern zu einem komplexen, facettenreichen Fachgebiet der Pflege entwickelt, welches sich ständig an die sich verändernden gesellschaftlichen und gesundheitlichen Anforderungen anpassen muss. Die *Community Health Nurse* muss sich des Gesundheitssystems, der sozialen Trends, der Wirtschaft und der Kultur bewusst sein, um eine effektive Versorgung der entsprechenden *Community* zu gewährleisten (Lundy/Janes, 2009). Dabei arbeitet sie sektorenübergreifend in multiprofessionellen Teams. Meistens arbeitet *Community Health Nurses* in Ländern wie Finnland in Gesundheitszentren, beispielsweise angeschlossen an eine Hausarztpraxis, im öffentlichen Gesundheitsdienst oder in der Gemeinde- oder Stadtverwaltung (Reuschenbach, 2021).

Für Österreich ist das Konzept *Community Health Nursing* ein neues und wurde im Zuge der Gesundheitsreform zur Stärkung der Primärversorgung „entdeckt". Ausgang der Primärversorgungsreform war eine Analyse der Primärversorgungssektoren in Europa im Jahr 2011, in welcher für Öster-

---

1 https://ont-sat-ths.tpsgc-pwgsc.gc.ca/procedures/descriptions-eng.cfm?desc=1572

reich deutliche Schwächen in Bezug auf die Steuerung der Primärversorgung, Arbeitskräfteentwicklung, Koordinationsfunktion des Primärversorgungssektors und multiprofessionelle Zusammenarbeitsmöglichkeiten in Primärversorgungsteams gezeigt werden konnten (Kringos, 2012). Erste Maßnahme war eine Erweiterung der Möglichkeiten der Organisationsformen für hausärztliche Primärversorgungsorganisationen von Einzelordinationen und Gruppenpraxen hin zu Primärversorgungszentren und -netzwerken, wo multiprofessionelle Teams und damit auch erweiterte, regionenspezifische Versorgungsprofile strukturell verankert sein sollen. Eine weitere Maßnahme ist nun die Einführung von *Community Health Nurses* als altbewährte neue Profession zur weiteren Unterstützung dieser multiprofessionellen Teams direkt in den Communitys.

Diese erfreuliche Einführung wird jedoch Herausforderungen auf mehreren Ebenen mit sich bringen, denn die neuen, erweiterten Aufgaben auf der Ebene der Community gehen in der Praxis mit einer Neuordnung von Verantwortlichkeiten und Zusammenarbeitsformen einher.

Daher hoffe ich, dass Österreich von Anfang an von den Profis in *Community Health Nursing* lernen wird. Eine kanadische Studie mit dem bezeichnenden Titel *Community Health Nursing Vision for 2020: Shaping the Future* bringt sehr klar auf den Punkt, welche Fallen es zu vermeiden gilt – und durch welche Maßnahmen (Schofield/Ganann/Brooks/McGugan/Dalla Bona/Betker et al., 2011): 1. Es muss von Anfang an eine klare Definition der Rolle, des Aufgabenbereichs und der Verantwortlichkeiten von *Community Health Nurses* im Primärversorgungssektor geben, und diese muss sowohl der Community als auch allen anderen relevanten Berufsgruppen und Stakeholdern klar und bekannt sein; 2. die Aus- und Weiterbildung muss dieser Rolle, den Aufgaben und Verantwortlichkeiten entsprechen; 3. die Gratifikation darf nicht von kurzfristigen Outcomes abhängen ("Sometimes what you do in your community can make the biggest impact in the lives of the people that you're serving, but it is not visible to them until they go look back retrospectively in about 20 years, and they may recall community health interventions at the point."; ebd.); und 4.: Die strukturellen Rahmenbedingungen müssen stimmen, vor allem muss die Finanzierung langfristig gesichert sein, da Community-Arbeit, um tatsächlich nachhaltig und wirksam sein zu können, immer große Zeithorizonte umfassen muss. Idealerweise sollte begleitend ein *Community Health Nursing Center of Excellence* etabliert werden, um der Profession eine klare Stimme zu geben im Hinblick auf die notwendige Aus- und Weiterbildung, Forschung, angewandte Praxis, die administrativen Belange sowie in der Politik (ebd.).

Ich freue mich, die Einführung und Entwicklung dieser wichtigen Berufsgruppe im Primärversorgungssektor in Österreich mitverfolgen zu können und wünsche nur das Beste!

März 2021 Assoc. Prof. Priv.-Doz. Dr. MPH Kathryn Hoffmann

# Einleitung

Die Notwendigkeit der Implementierung von Public-Health-bezogenen Handlungsfeldern der Pflege im österreichischen Gesundheitssystem wird immer offensichtlicher. Das nun auch im aktuellen Programm der österreichischen Bundesregierung verankerte Projekt *Community Nurse* zeigt die Relevanz und Bedeutung auch auf politischer Ebene auf. Gerade in Zeiten der aktuellen Pandemie rund um die Covid-19-Erkrankung wird diese Lücke im Versorgungssystem sehr offensichtlich. Viele Erfahrungsberichte von Betroffenen zeigten und zeigen den Verfasserinnen, dass betroffene Menschen, die z. B. durch strikte Quarantänemaßnahmen an ihre Wohnungen gebunden waren, sich vor allem in gesundheitlichen Belangen häufig alleingelassen und unsicher fühlten. Fehlende Kooperation und Koordination in Bezug auf die gesundheitliche Versorgung – eine der Hauptaufgaben in der Rolle einer sogenannten *Community Nurse* bzw., wie in dieser Publikation noch erläutert wird, einer *Community Health Nurse* – zeigten sich häufig bei der Analyse der Herausforderungen. Jedoch war bereits lange vor der aktuellen Pandemie die Bedeutung von Public-Health-bezogenen Handlungsfeldern von Pflegepersonen in Familien, Gemeinden sowie Schulen auf politischer Ebene durch die Weltgesundheitsorganisation (1998; 2000) aufgezeigt und eine Implementierung als Beitrag zur Verbesserung der Gesundheit der Bevölkerung in allen Ländern dringend empfohlen worden.

Die Gesundheits- und Krankenpflegeberufe sind die größte Berufsgruppe im Gesundheitswesen und somit ein Garant für die Sicherstellung der österreichischen Gesundheitsversorgung. Der Ausbau einer flächendeckenden, wohnortnahen Versorgung mit besonderem Fokus auf Prävention und Gesundheitsförderung kann durch eine solche Implementierung gewährleistet werden. Im Zielsteuerungsvertrag 2017–2021 des österreichischen Bundesministeriums für Soziales, Gesundheit, Pflege und Konsumentenschutz wurde das Ziel vereinbart, die persönliche Gesundheit der Bevölkerung zu verbessern und damit die Gesundheitskompetenz zu stärken. Um dies umsetzen zu können, wurde im aktuellen Regierungsprogramm 2020–2024 die stärkere Einbindung einer sogenannten *Community Nurse* in die gesundheitliche Basisversorgung beschlossen. In

500 Gemeinden soll das Projekt *Community Nurses* implementiert und umgesetzt werden. Pflegende Angehörige sollen damit eine professionelle Unterstützung für die Koordination von mobilen Pflege- und Betreuungs-diensten sowie für medizinische und soziale Leistungen erhalten. Weiters soll die *Community Nurse* bereits vor dem Eintreten der Pflegebedürftigkeit eine zentrale Bedeutung einnehmen und präventive Hausbesuche ab dem 75. Lebensjahr durchführen. Sie fungiert als zentrale Ansprechperson sowohl für die zu pflegenden Menschen als auch für deren Angehörige. Durch Interventionen im Sinne eines effizienten Case-Managements sollen pflegebedürftige Menschen und deren Angehörige in Bezug auf Unterstützungsangebote, Finanzierung und Gestaltung von individuellen Betreuungs- und Pflegearrangements sowie von Rechtsfragen unterstützt werden.

Dieser kurze Auszug aus den strategischen Planungen des aktuellen Regierungsprogramms zeigt die Bedeutung einer *Community Nurse* aus politischer Sicht auf und gibt Hinweise in Bezug auf Strategien zu ihrer Implementierung und Umsetzung in Österreich. Der zukünftige Tätigkeitsbereich der *Community Nurse* wird in den Gemeinden angesiedelt sein und ist ein Bereich der öffentlichen Gesundheitsversorgung, der auch *Public Health* genannt wird.

All das bedeutet, dass diplomierte Gesundheits- und Krankenpflegepersonen, die in diesem Bereich arbeiten, ihre traditionelle Rolle verlassen müssen. Sie benötigen ein entsprechendes Rollen- und Gesundheitsverständnis, erweiterte Kompetenzen, eine dem entsprechende Haltung im Umgang mit den Menschen, die sie betreuen, sowie eine fundierte Kenntnis der rechtlichen Grundlagen der Gesundheits- und Krankenpflege sowie ausgewählter Themenbereiche der allgemeinen Gesetzeslage. Dieses Buch zielt darauf ab, aufzuzeigen, welche erweiterten Kompetenzen notwendig sind, welches Rollen- und Gesundheitsverständnis erforderlich ist und welche Haltung im Umgang mit Individuen, Familien und Gemeinschaften gegeben sein muss, um eine effiziente Umsetzung der entsprechenden Interventionen in Public-Health-bezogenen Handlungsfeldern zu erreichen. Instrumente der Umsetzung werden vorgestellt und – ausgehend von der österreichischen Gesetzgebung – relevante Aspekte für die Umsetzung aufgezeigt. Ausgehend von aktueller internationaler Literatur, jedoch eingebettet in die Gegebenheiten und Herausforderungen des österreichischen Gesundheitssystems, sollen die wichtigsten theoriebasierten Inhalte aufgezeigt und der Mehrwert sowie auch die Herausforderungen dieses pflegespezifischen, Public-Health-bezogenen Handlungsfeldes in Österreich erläutert und analysiert werden. Es ist den Verfasserinnen ein Anliegen, mit diesen Inhalten einen Beitrag für die erfolgreiche Implementierung von *Community Nurses* in Österreich zu leisten.

# 1 Allgemeiner Einstieg in das Thema

Diplomierte Pflegepersonen des Gehobenen Dienstes arbeiten in Österreich im aktuellen Status vor allem in Krankenhäusern, in Organisationen der mobilen Pflege und Betreuung, in Seniorenresidenzen und Pflegeheimen, in Rehabilitationseinrichtungen oder in Einrichtungen zur Betreuung von Menschen mit körperlichen oder geistigen Beeinträchtigungen. Vereinzelt arbeiten Diplomierte Gesundheits- und Krankenpflegepersonen bereits selbstständig in eigener Praxis, angestellt in ärztlichen Praxen oder (in der aktuellen Entwicklung) auch angestellt in Primärversorgungseinheiten oder -netzwerken.

Eine Weiterentwicklung des ambulanten Versorgungsbereiches mit der Leistungsverlagerung in Richtung effizienterer Strukturen in der österreichischen Primärversorgung zur Entlastung des akutstationären Bereiches ist seit dem Zielsteuerungsvertrag des Bundesministeriums für Gesundheit im Jahre 2013 bereits in den Gesundheitsreformen verankert. Diese Leistungsverlagerung erfordert auch die Weiterentwicklung und Implementierung von neuen Handlungsfeldern der Pflege. Diplomierte Pflegepersonen des Gehobenen Dienstes sind bis dato kaum in die Primärversorgung der österreichischen Bevölkerung im öffentlichen Gesundheitsbereich involviert. Die von der WHO (1998; 2000) dringend empfohlene Implementierung von Public-Health-bezogenen Handlungsfeldern wie *Public Health Nursing, Community Health Nursing* oder *Family Health Nursing* fehlt zur Gänze. Dabei zeigt gerade die aktuelle Pandemie jene Lücken in der Versorgung, die eine Pflegeperson mit einem Public-Health-bezogenen Rollenverständnis schließen könnte. Eine diplomierte Gesundheits- und Krankenpflegeperson des Gehobenen Dienstes kann Menschen auch in Zeiten einer Pandemie in ihrem Zuhause besuchen und eine effiziente Unterstützung gewährleisten. Ausgehend von ihren Grundkompetenzen in biomedizinischen, psychologischen und soziologischen Belangen kann sie eine erste Einschätzung der Bedürfnisse und des Bedarfs in der jeweiligen Situation vornehmen sowie erste präventive und gesundheitsförderliche pflegespezifische Maßnahmen setzen. Durch die koordinierende und kooperierende Rolle kann danach unverzüglich in enger interdisziplinärer Zusammenarbeit eine individuelle ärztliche Betreuung mit gezielten therapeutischen Interventionen – unterstützt durch Physiotherapeut*innen, Psycholog*innen, Ergotherapeut*innen etc. oder auch eine sozialarbeiterische Betreuung – gewährleistet werden. Durch den Public-Health-bezogenen Blickwinkel und Kompetenzbereich einer solchen Pflegeperson wirkt diese neben der Betreuung und Begleitung von Individuen und Familien aber vor allem auch auf Ebene der Gemeinde und in übergeordneten Gremien mit. Damit kann sie einen Beitrag zur Optimierung von organisatorischen gesundheitlichen Aspekten in der Gemeinde leisten. Sie kann aber auch – in enger interdisziplinärer Zusammenarbeit – Interventionen gegen das Entstehen von gesundheitsgefährdenden Prozessen in der Bevölkerung setzen und damit gesundheitsgefährdendem Verhalten oder entsprechenden Haltungen entgegenwirken.

Bedeutsam dabei ist es, zu wissen, dass es sich bei solchen Personen um Diplomierte Gesundheits- und Krankenpflegepersonen des Gehobenen Dienstes (DGKP) handeln muss. Nur Pflegepersonen, die auf diesem Niveau ausgebildet sind, verfügen über einen gesetzlich verankerten, eigenverantwortlichen pflegespezifischen Tätigkeits- und Kompetenzbereich, von dem ausgehend präventive und gesundheitsförderliche, Public-Health-bezogene pflegespezifische Interventionen durchgeführt werden können.

Wie schon in der Einleitung erwähnt, wird in den Planungen des aktuellen Zielsteuerungsvertrages eine Stärkung der Primärversorgung nach internationalem Vorbild angestrebt. Im internationalen Kontext tragen Pflegepersonen in Public-Health-bezogenen Rollen wesentlich zur Optimierung der Primärversorgung bei (Kringos/Boerma/van der Zee/Groenewegen, 2013).

Ausgehend von der Einschätzung und beruflichen Expertise der Verfasserinnen muss festgehalten werden, dass es in Österreich jedoch auch dringend einer Veränderung der Finanzierungs- und Honorierungssysteme bedarf, um eine Optimierung der Versorgung auf dieser Ebene leisten zu können. Dies spiegelt sich auch in den Ausführungen des Zielsteuerungsvertrages wider, in dem ein *Best Point of Service* angedacht ist. Die gesundheitspolitische Zielsetzung verfolgt eine Erbringung der Gesundheitsleistungen dort, wo sie für die Patientin medizinisch am besten und für das Gesundheitssystem am kostengünstigsten ist. Als wichtige Voraussetzungen werden ein funktionierendes Zusammenspiel der Versorgungsebenen und klare Rahmenbedingungen inklusive Finanzierungsregelungen thematisiert (Bundesministerium für Soziales, Gesundheit, Pflege & Konsumentenschutz, 2021a).

Um verstehen zu können, wie das österreichische Gesundheitssystem aufgebaut ist, werden nachfolgend anhand einer Einteilung und Erläuterung der WHO (2003) die Versorgungsbereiche aufgezeigt; dabei wird immer wieder auf das österreichische Gesundheitssystem Bezug genommen. Für den Tätigkeitsbereich einer *Community Nurse* ist die Kenntnis des jeweiligen Gesundheitssystems von großer Bedeutung.

## 1.1 Versorgungsbereiche im österreichischen Gesundheitssystem

Basierend auf einer Einteilung, auf die sich die WHO (2003) bezieht, lassen sich im Rahmen des Gesundheitssystems Primär-, Sekundär- und Tertiärversorgung unterscheiden.

*Primary Care*[2] oder auch *Primärer Gesundheitssektor* wird darin definiert als Versorgungsstufe, in welcher der erste Kontakt der Patientin mit dem Gesundheitswesen zum Zwecke der Gesundheitsförderung, Prävention und Kuration stattfindet. In Österreich dominiert in diesem Bereich die sogenannte *Hausarztmedizin* in Ordinationen. Darüber hinaus gibt es allgemeine Kassenambulatorien für physikalische Medizin oder den ambulanten Psychosozialen Dienst sowie andere öffentliche Einrichtungen. Als Besonderheit ist in Österreich der direkte Zugang zu Spezialist*innen, zu Fachärzt*innen aus dem sekundären Versorgungsbereich im ambulanten Bereich gegeben. Jeder österreichische Bürger, jede Bürgerin kann Gesundheitsleistungen auf diesem Versorgungsbereich in freier Wahl beanspruchen.

Im internationalen Vergleich existieren Gatekeeper-Systeme, in denen der initiale Kontakt – mit Ausnahme von Notfällen – durch den Primärversorgungssektor (Ärzt*innen, in vielen Ländern aber auch durch Pflegepersonen oder andere Gesundheitsberufe) stattfindet. Ausgehend von dieser ersten Einschätzung werden Betroffene durch diese Gesundheits-

---

2 Die Ausführungen dieses Kapitels wurden dankenswerterweise adaptiert und präzisiert von Kathryn Hoffmann (siehe Vorwort).

professionen durch das Gesundheitssystem gelotst. In Gesundheitssystemen wie Österreich, in denen sehr viele, auch bundesländerspezifisch unterschiedliche Gesundheitsleistungen existieren, hätte ein Gatekeeper-System durchaus auch Vorteile für die Bevölkerung.

Gesundheitsleistungen in der *Secondary Care oder auch im sekundären Gesundheitsversorgungssektor* beinhalten sowohl spezialisierte ambulante Leistungen als auch die Krankenhaus-Grundversorgung, die sogenannten *Outpatient and Inpatient Services.* In Österreich ist damit die *Facharztmedizin* in Form von niedergelassenen und angestellten Fachärzt*innen gemeint sowie Spezialambulanzen und die stationäre (Grund-)Versorgung. Diese Grundversorgung beinhaltet nicht-hochspezialisierte und -hochtechnologische medizinische Leistungen an stationären Patient*innen. In den letzten Jahrzehnten wurde in Österreich eine Trennung der sekundären von der tertiären Gesundheitsversorgung kontinuierlich vollzogen. Der aktuelle Stand kann im österreichischen Strukturplan Gesundheit aus dem Jahre 2017 – als Planungsinstrument und Rahmenplan für Veränderungsprozesse des Bundesministeriums für Soziales, Gesundheit, Pflege und Konsumentenschutz (2021) – nachgelesen werden. Dieser Strukturplan wird meistens alle vier Jahre aktualisiert. Parallel zu den Veränderungsprozessen im sekundären Gesundheitsbereich schreitet jedoch der Ausbau der Primärversorgung nur sehr langsam voran.

*Tertiary Care oder auch Tertiäre Gesundheitsversorgung* umfasst medizinische und andere verwandte Leistungen mit hoher Komplexität, welche üblicherweise mit hohen Kosten verbunden sind. Die Zuweisung für Diagnostik und Behandlung in diesem Bereich findet ausgehend von der Versorgungsebene der *Secondary Care* statt. Themenbereiche wie Herzchirurgie, Onkologie, Neurochirurgie, Polytrauma-Versorgung, neonatologische Zentren, spezielle Diagnostik-Einrichtungen etc. sind in nationalen oder internationalen Referenzzentren in der tertiären Gesundheitsversorgung verfügbar. Tertiäre Einrichtungen sind meistens in Hauptstädten/Großstädten vorhanden. Auch in Österreich sind sie vor allem in Wien, Graz oder Innsbruck zu finden. Aber auch auf diese Thematik bezogen, können die jeweiligen Standorte und Themenbereiche in Österreich im aktuellen Österreichischen Strukturplan Gesundheit abgerufen werden. Einen internationalen Überblick über die jeweiligen Entwicklungen in den Gesundheitssystemen gibt das *European Observatory on Health Care Systems* der WHO (2021).

Die Kenntnis der Versorgungsebenen sowie der Entwicklung politischer Ziele und Strategien muss bei einer *Community Health Nurse* gegeben sein, um einen entsprechenden Beitrag in politischen Systemen, die Individuen, Familien und Gemeinden übergeordnet sind, leisten zu können. Erfahrungsberichte von Betroffenen zeigen, dass die kontinuierlich fortschreitende Trennung des sekundären und tertiären Gesundheitsversorgungsbereichs in Österreich ohne gleichzeitigen Ausbau des primären Versorgungsbereiches eine zunehmende Verschlechterung der Versorgungssituation vor allem in abgelegenen Regionen sowie eine erschwerte Erreichbarkeit von Gesundheitsleistungen für die Bevölkerung nach sich zieht. Eine *Community Nurse* muss sich dieser Entwicklungen und Herausforderungen in der Versorgungsstruktur bewusst sein, um Bedürfnisse und Herausforderungen der Bevölkerung beobachten, aufzeigen und ihnen gegebenenfalls gegenwirken zu können. Bezogen auf die Primärversorgung ist jedoch vor allem das Verständnis der Bedeutung des Primärversorgungssektors für die öffentliche Gesundheitsversorgung eine wichtige Voraussetzung für die Entwicklung eines entsprechenden Rollen- und Gesundheitsverständnisses im Rahmen der Umsetzung von *Community Health Nursing.*

## 1.2 Bedeutung und Weiterentwicklungen in der Primärversorgung

In einer Publikation des Bundesministeriums für Soziales, Gesundheit, Pflege und Konsumentenschutz (2020a) wird die Bedeutung der Primärversorgung folgendermaßen dargestellt:

> „Mehr Gesundheit durch gestärkte Primärversorgung. ‚Primärversorgung' ist die erste Kontaktstelle für alle Personen mit gesundheitsbezogenen Fragestellungen. Sie findet heute bereits tagtäglich in den Ordinationen der Hausärztinnen und Hausärzte sowie in Spitälern statt. Als eine neue, innovative Form der Primärversorgung werden multiprofessionelle und interdisziplinäre Primärversorgungseinheiten (PVE) österreichweit etabliert, um eine optimale medizinische und pflegerische Versorgung mit hoher Qualität möglichst wohnort- und zeitnah anzubieten."

Daraus ist abzuleiten, dass in Österreich ein Konzept zur multiprofessionellen und interdisziplinären Primärversorgung erstellt wurde, um die Primärversorgung zu stärken. In diesem Konzept, das in Österreich als *Das Team rund um den Hausarzt* betitelt wurde, ist verankert, dass in einem solchen Team als sogenanntes Kernteam mindestens zwei Ärzt*innen arbeiten müssen, ebenso diplomierte Gesundheits- und Krankenpflegepersonen sowie Ordinationsassistent*innen. Über die weiteren Berufsgruppen, welche in diesem Team mitwirken sollen, wie z.B. die Physiotherapie, Ergotherapie, Sozialarbeit etc. etc., entscheidet die Ärztin, die diese Primärversorgungseinheit mittels ausverhandelten Budgets mit den österreichischen Versicherungen planen, organisieren und verantworten muss.

Die nachfolgende Darstellung zeigt dieses *Team rund um den Hausarzt* auf.

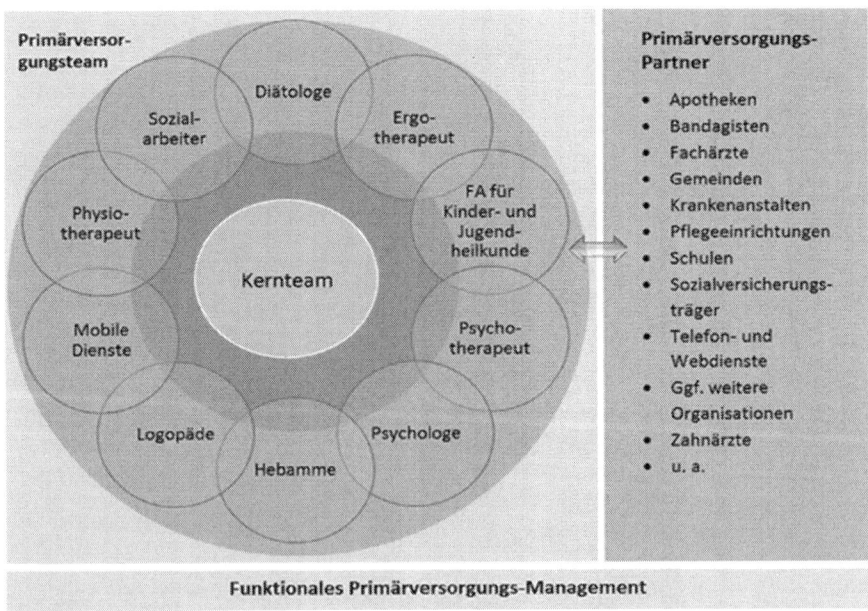

**Abb. 1:** „Das Team rund um den Hausarzt" (Quelle: Konzept zur multiprofessionellen und interdisziplinären Primärversorgung in Österreich. Bundesministerium für Gesundheit, 2014)

Diese Zielsetzung, die Primärversorgung in Österreich zu stärken, ist auch durch internationale Bestrebungen untermauert. Auf der Homepage des Bundesministeriums für Soziales, Gesundheit, Pflege und Konsumentenschutz (2020b) findet man dazu folgende Erläuterungen:

> „Aufgrund der Entwicklungen im Gesundheitsbereich empfehlen die Weltgesundheitsorganisation (WHO) und die moderne Gesundheitswissenschaft den europäischen Staaten, mehr auf Primärversorgung zu setzen. Bund, Länder und Sozialversicherung haben sich auf den Ausbau der Primärversorgung geeinigt […] Das ist gut so, denn die Primärversorgung bringt Patientinnen und Patienten, Ärztinnen und Ärzten sowie Gemeinden nur Vorteile. In Österreich wird die Primärversorgung in Zukunft daher so aussehen: Ein multiprofessionelles Team von Allgemeinmedizinerinnen und -medizinern, diplomiertem Pflegepersonal sowie andere Gesundheits- und Sozialberufe kümmern sich – wohnortnah, niederschwellig und zeitlich flexibel – um die Patientinnen und Patienten."

Auch diese Ausführungen zeigen auf, dass das Berufsfeld Pflege verstärkt in diesen Ausbau der Primärversorgung involviert werden soll.

Ein Bereich, in dem Gesundheits- und Krankenpflegepersonen in der Primärversorgung bereits seit Jahrzehnten tätig sind und dessen Bedeutung für eine Stärkung der Primärversorgung immer schon gegeben war, ist der Bereich der mobilen Pflege und Betreuung. Da dieses Versorgungsangebot aus dem Fürsorgebereich entwickelt worden ist und in früheren Legislaturperioden auch von der Zuteilung der Ministerien nicht dem Gesundheitsbereich, sondern dem Sozialbereich zugeordnet war, wird dieser Bereich bei aktuellen Debatten um die Gesundheitsversorgung häufig vernachlässigt. Ausgehend von den beruflichen Erfahrungen der Verfasserinnen, welche in diesem Bereich über Jahre in der Praxis tätig waren, zeigt sich auch, dass die finanziellen und strukturellen Rahmenbedingungen, unter denen Gesundheits- und Krankenpflegepersonen in den Organisationen der mobilen Pflege- und Betreuungsorganisationen arbeiten, jegliche Interventionen im Sinne der Public-Health-bezogenen Rolle einer Gesundheits- und Krankenpflegeperson erschweren. Eine weitere Herausforderung zeigt sich in der momentanen Ausbildungssituation, in der ein notwendiger erweiterter Kompetenzerwerb für die Übernahme solcher Rollen nur bedingt ermöglicht wird.

Die Ausbildung für den Gehobenen Dienst der Gesundheits- und Krankenpflege in Österreich wurde in den letzten Jahren akademisiert. Die Absolvent*innen studieren an Fachhochschulen und erwerben mit ihrem Studium ein Diplom der Gesundheits- und Krankenpflege, welches sie einerseits zur Berufsausübung berechtigt und andererseits einen akademischen Grad, einen sogenannten Bachelor of Science erwerben lässt. Die Ausbildungsdauer ist in Österreich auf drei Jahre oder sechs Semester beschränkt. Im internationalen Vergleich zeigt sich, dass die Ausbildung auf akademischem Niveau in der Regel eine Ausbildungszeit von vier Jahren oder acht Semestern vorsieht. Das Wissen, der Kompetenzerwerb und auch das Rollen- und Gesundheitsverständnis, welches für die Arbeit in Public-Health-bezogenen Handlungsfeldern notwendig ist, kann aufgrund dieser minimierten Zeitressourcen in einem Bachelorstudium in Österreich nicht in international vergleichbarer Weise vermittelt werden. Ein erweiterter Wissens- und Kompetenzerwerb, ein verändertes Rollen- und Gesundheitsverständnis mit entsprechender Haltung sind jedoch notwendig, um den eigenverantwortlichen präventiven und gesundheitsförderlichen, pflegespezifischen Interventionsbereich dieses Handlungsfeldes adäquat vermitteln zu können.

Die Konzeptionierung und Implementierung eines konsekutiven Masterstudiums, wie dies in Deutschland bereits umgesetzt wird, wäre auch in Österreich dringend notwendig. Aber auch kontinuierliche Weiter- und Fortbildungen für Pflegepersonen, die noch nicht durchgängig akademisch ausgebildet worden sind, müssen angeboten werden.

Neben der Berufsgruppe der Diplomierten Gesundheits- und Krankenpflegepersonen des Gehobenen Dienstes gibt es im Berufsfeld der Pflege darüber hinaus noch die Assistenzberufe, welche in Pflegeassistenz und Pflegefachassistenz unterschieden werden. Diese Berufsgruppen arbeiten unter der Delegation von Diplomierten Gesundheits- und Krankenpflegepersonen. Auch Sozialberufe wie die in der Bevölkerung sehr bekannte Heimhilfe unterliegen in den für diese Berufsgruppe gesetzlich geregelten pflegerischen und betreuenden Tätigkeitsbereichen der Delegation des

Gehobenen Dienstes der Pflege. Erfahrungsgemäß gelingt es der allgemeinen österreichischen Bevölkerung nur begrenzt, eine Differenzierung dieser Berufsgruppen vorzunehmen. Deswegen ist es für eine *Community Health Nurse* von Bedeutung, immer wieder auch auf diese Unterschiede hinsichtlich der Verantwortungs- und Tätigkeitsbereiche der beiden Berufsgruppen hinzuweisen.

Ein Einblick in das Berufsrecht soll nachfolgend den Tätigkeitsbereich einer Diplomierten Gesundheits- und Krankenpflegeperson (DGKP) in Österreich klären und aufzeigen. Im Rahmen der weiteren Ausführungen in den einzelnen Kapiteln wird darüber hinaus noch individuell und an das Thema angepasst auf gesetzliche Gegebenheiten in Österreich hingewiesen.

## 1.4 Berufsbild des Gehobenen Dienstes der Gesundheits- und Krankenpflege

Das Berufsbild gemäß § 12 GuKG bildet den rechtlichen Rahmen der erlaubten Tätigkeiten für den Gehobenen Dienst für Gesundheits- und Krankenpflege. Es sind dies Tätigkeiten, die nur von jenen Personen ausgeübt werden dürfen, die die erforderliche gesetzlich geregelte Ausbildung absolviert haben. Das GuKG regelt sowohl den Berufsschutz als auch einen Berufsbezeichnungsschutz. Fast alle Gesundheitsberufe haben ihr eigenes Berufsgesetz und somit ihr eigenständiges Berufsbild. Das Berufsbild der Gesundheits- und Krankenpflege umfasst alle auf pflegerisch-wissenschaftlichen Erkenntnissen begründeten Maßnahmen, die sowohl unmittelbar *am* Menschen als auch mittelbar *für* die Menschen durchgeführt werden. Die hochqualifizierte Pflege unterstützt Klient*innen, Patient*innen, Bewohner*innen, Familien und die Menschen in einer Gemeinde bei der Wiedererlangung, Stabilisierung oder Förderung der Gesundheit. Der Gehobene Dienst (siehe auch § 11 GuKG) trägt somit die Verantwortung für die Förderung und Aufrechterhaltung der Gesundheit, für die Unterstützung des Heilungsprozesses, für die Linderung und Bewältigung von gesundheitlichen Beeinträchtigungen sowie für die Aufrechterhaltung der höchstmöglichen Lebensqualität aus pflegerischer

Sicht. Diese Aufgabe inkludiert aufgrund der fachlichen Expertise und den allgemeinen Berufspflichten gemäß § 4 Abs. 1 GuKG ohne Unterschied der Person eine gewissenhafte Wahrung des Wohles der Person und die Verpflichtung, ihre Gesundheit zu erhalten. Ebenso ist es erforderlich, die Menschenwürde gemäß § 16 ABGB zu beachten, um die höchstmögliche Lebensqualität zu gewährleisten.

Im Rahmen dieses Tätigkeitsbereiches arbeitet der Gehobene Dienst mit allen anderen Gesundheitsberufen gemäß ihren Berufsbildern – gesetzlich verankert auch in § 16 GuKG – zusammen. Dies gewährleistet eine gut organisierte und vernetzte, interdisziplinäre und multiprofessionelle Zusammenarbeit. Ziele sind die Sicherstellung der gesellschaftspolitischen Erfordernisse der Förderung von Gesundheit, die Vermeidung von Krankheiten, die Betreuung von kranken und beeinträchtigten Menschen und die Rehabilitation. Die gesetzliche Verankerung von Prävention und Gesundheitsförderung im GuKG ist erforderlich geworden, da diesen Bereichen im Gesundheitswesen der gleiche Stellenwert zukommen sollte wie dem kurativen Bereich. Somit hat der Gehobene Dienst aufgrund wissenschaftlich basierter Erkenntnisse die Aufgabe, präventive, gesundheitsfördernde, kurative, rehabilitative und palliative Pflegekompetenzen in unterschiedlichen Versorgungsstufen, Settings und Zielgruppen umzusetzen.

Durch die GuKG-Novelle 2016 wurden die Kompetenzen und möglichen Settings für die Berufsgruppe erweitert. Es besteht die Möglichkeit, im Rahmen der Familiengesundheitspflege sowie der gemeinde- und bevölkerungsorientierten Pflege tätig zu werden. Die Förderung und Umsetzung von Konzepten und Programmen zur Stärkung der Gesundheitskompetenzen im Rahmen der Familiengesundheitspflege sowie der gemeinde- und bevölkerungsorientierten Pflege wurden gesetzlich im Berufsbild verankert. Die vorhandenen Kompetenzen können als *Community Nurse* in einer Gemeinde oder auch in der Rolle einer *School Nurse* im Rahmen der Schulgesundheitspflege für Präventionsprogramme gegen Nikotin- und Alkoholabusus, Bewegungsmangel, Hypertonie, Diabetes mellitus und Fehlernährung eingesetzt werden. In beiden Bereichen, Gemeinde und Schule, könnte durchaus systemübergreifend interveniert werden. Die Zuständigkeit für den Einsatz von Angehörigen des Gehobenen Dienstes im Schulbereich liegt in der Zuständigkeit des Bundesministeriums (BMGF).

Es müssen also die erforderlichen schulrechtlichen Regelungen getroffen werden, um als *Community Nurse* oder als eigenständige *School Nurse* in das Stammpersonal aufgenommen zu werden.

Wichtig ist die Erkenntnis, dass das Gesundheits- und Krankenpflegepersonal auch ausgehend von der österreichischen Gesetzgebung in der Versorgung sowohl intramural als auch extramural eine wichtige Rolle einzunehmen hat. Der Gehobene Dienst für Gesundheits- und Krankenpflege hat den gesetzlichen Auftrag, an der Optimierung der Verbesserung der Gesundheit der Bevölkerung mitzuwirken.

Ausgehend von der vorliegenden gesetzlichen Verankerung sind Begleitung und Betreuung für Menschen aller Altersstufen und Settings ebenso möglich geworden.

Im Rahmen des Berufsbildes gemäß § 12 GuKG zählt auch die interprofessionelle Zusammenarbeit mit anderen Berufsgruppen für die Aufrechterhaltung der Behandlungskontinuität zur Aufgabenstellung einer Gesundheits- und Krankenpflegeperson. Dies bedeutet, dass die Vernetzung mit Ärzt*innen, medizinisch-technischen Diensten (MTD), Apotheken, Nahversorgern, Rettung etc. im Aufgabenbereich der Berufsgruppe liegt. Auf dieser Grundlage kann die Verantwortung für die Kooperation und Koordination aller erforderlichen Maßnahmen für die qualifizierte Betreuung an die Gesundheits- und Krankenpfleger*innen übertragen werden. Der Gehobene Dienst der Gesundheits- und Krankenpflege wird damit zur Drehscheibe für die Betreuung und trägt dafür auch die Verantwortung. Durch diese enge Kooperation mit allen Professionen kann z.B. bei einer Überbelastung oder Überforderung von pflegenden Angehörigen oder einer Überforderung der 24-Stunden-Betreuungskraft eine sofortige Alternative durch den Gehobenen Dienst für Gesundheits- und Krankenpflege angeboten werden. Dies beinhaltet, dass z.B. bei einer neuerlichen Pandemie rasch auf eine Notsituation beim Ausfall einer 24-Stunden-Betreuungsperson oder im Falle von Überforderungssituationen adäquat und zum Wohl der betroffenen Menschen und Familien reagiert werden kann.

Nachfolgend wird vertiefend auf die wichtigsten Kompetenzbereiche des Gehobenen Dienstes der Gesundheits- und Krankenpflege eingegangen. Es werden die pflegerischen Kernkompetenzen (§ 14 GuKG) sowie die Kompetenzen im multiprofessionellen Team (§ 16 GuKG) erläutert.

Darüber hinaus wird auch der Kompetenzbereich bei medizinischer Diagnostik und Therapie (§ 15 GuKG), welcher aufgrund der bestehenden gesetzlich verankerten Delegationsregelungen nur in enger ärztlicher Zusammenarbeit umgesetzt werden darf, erläutert.

Da, wie schon erwähnt, sich auch im Handlungsfeld einer *Community Health Nurse* durchaus Situationen ergeben können, in deren Rahmen die Durchführung von Tätigkeiten entsprechend § 15 GuKG notwendig werden, wird nachfolgend zuerst auf diesen Kompetenzbereich eingegangen.

## 1.5 Kompetenzbereiche des Gehobenen Dienstes der Gesundheits- und Krankenpflege

Im Rahmen der medizinischen Diagnostik und Therapie (§ 15 GuKG) führen die Angehörigen des Gehobenen Dienstes für Gesundheits- und Krankenpflege die ihnen durch Ärzt*innen übertragenen Tätigkeiten durch. Zu solchen Tätigkeiten zählen, nachfolgend als unvollständige Aufzählung angeführt:

- Verabreichung von Arzneimitteln, einschließlich Zytostatika und Kontrastmitteln;
- Vorbereitung und Verabreichung von Injektionen und Infusionen;
- Punktion und Blutabnahme aus Blutgefäßen (genaue Auflistung siehe GuKG 2016);
- Assistenztätigkeiten bei der chirurgischen Wundversorgung;
- Durchführung medizinisch-therapeutischer Interventionen (z.B. Anpassung von Insulin-, Schmerz- und Antikoagulantientherapie) insbesondere nach Standard Operating Procedures, sogenannten SOP;
- Anleitung und Unterweisung von Patient*innen sowie Personen, denen gemäß § 50a oder § 50b ÄrzteG 1998 einzelne ärztliche Tätigkeiten übertragen wurden, nach Maßgabe der ärztlichen Anordnung.

Die Aufzählung in § 15 Abs. 5 GuKG hat demonstrativen Charakter – das bedeutet, dass sie nur beispielhaft, also *demonstrativ* ist. Eine abschließende Auflistung würde im beruflichen Alltag zu unlösbaren Schwierigkeiten führen, da sich sowohl Pflege als auch Medizin laufend weiterentwickeln.

Hinsichtlich der Delegation ist wichtig, zu wissen, dass anordnungsbefugte Ärzt*innen im Sinne des Gesetzes alle Allgemeinmediziner*innen, Fachärzt*innen und im Bereich der Zahn- und Mundpflege alle Zahnärzt*innen sind. Die Anordnung hat immer durch die behandelnde Ärztin zu erfolgen. Das diplomierte Pflegepersonal hat nicht die Aufgabe, zu kontrollieren, ob die Ärztin tatsächlich anordnungsbefugt ist. Die Ärztin hat jedoch die Aufgabe, zu überprüfen, ob eine Übertragung der ärztlichen Tätigkeit an den Gehobenen Dienst möglich ist. Ist dies möglich, muss die Anordnung detailliert und genau erfolgen. Die Delegation muss die Berufsgruppe, die konkrete Maßnahme und die Zeitdimensionen unter Angabe von Häufigkeit, Zeitspanne und Zeitpunkt der Verabreichung bzw. Durchführung beinhalten. Die Anordnung hat schriftlich zu erfolgen; deshalb ist es sinnvoll, für die ärztliche Delegation ein eigenes Dokument zu erstellen, sodass die Anordnung jederzeit nachvollziehbar ist. Nur in Notfällen kann die Anordnung mündlich erfolgen, Eindeutigkeit und Zweifelsfreiheit müssen jedoch sichergestellt werden. Die erfolgte Durchführung muss vom Gehobenen Dienst für Gesundheits- und Krankenpflege dokumentiert werden, um die Durchführungsverantwortung zu belegen.

Der Gehobene Dienst hat die Möglichkeit, diese Delegation an die Pflegeassistenzberufe weiterzudelegieren. Diese wiederum müssen die durchgeführte Maßnahme dokumentieren.

Die ärztliche Anordnung enthält somit Angaben darüber, wer bei welcher Patientin welches Arzneimittel in welcher Dosierung wie oft zu welchem Zeitpunkt, über welchen Zeitraum und in welcher Form verabreicht hat. Ist die Anordnung unklar, liegt es in der Verantwortung des Gehobenen Dienstes, dies durch Rückfragen zu klären. Das Pflegepersonal übernimmt die strafrechtliche Haftung für jene Fälle, bei denen die Fehlerhaftigkeit der Anordnung offensichtlich ist oder hätte auffallen müssen. Die Pflegekraft trägt allerdings nicht die Verantwortung dafür, ob ein Behandlungsbedarf vorliegt. Dies muss aufgrund der erforderlichen medizinischen Diagnose die Ärztin entscheiden. Näheres zur Haftung in solchen Situationen wird in Kap. 6 erläutert.

Zu beachten ist, dass keine „generelle" Delegation" möglich ist. Es muss immer eine für das jeweilige Individuum spezifische Delegation vorliegen.

Durch die Delegation darf es zu keiner Risikoerhöhung für die Patient*innen kommen. Im Zentrum steht dabei immer das Wohl der Patient*innen. Der anordnenden Ärztin obliegt dabei eine Überwachungs- und Kontrollfunktion, der auch nachzukommen ist. Dies bedeutet, die Ärztin kann die jeweilige Berufsgruppe auch auf die sorgfältige Durchführung der Maßnahme hin überprüfen.

Unter dem Begriff „Maßnahme" sind in diesem Zusammenhang medizinisch-diagnostische oder medizinisch-therapeutische Handlungen zu verstehen. Die Maßnahme kann aus mehreren oder nur aus einer Tätigkeit bestehen. Ergeben sich für Maßnahmen neue erforderliche Kenntnisse, welche die diplomierten Pflegekräfte noch nicht erworben haben, müssen diese im Rahmen ihrer Eigenverantwortlichkeit bzw. der gesetzlichen Fortbildungspflicht gemäß § 63 GuKG angeeignet werden. Es können darunter gemäß § 15 GuKG allerdings nur jene Maßnahmen subsummiert werden, die eine vergleichbare Schwierigkeit aufweisen und nicht in den Kernbereich eines anderen, nichtärztlichen Gesundheitsberufes bzw. in die Spezialisierungen gemäß § 17 GuKG fallen. Die Zubereitung von Arzneimitteln durch das Einspritzen von Zusätzen in Infusionslösungen oder das Mischen von Injektionen wird nicht als Herstellung von Arzneimitteln gewertet, sondern als Aufbereitung von Arzneimitteln und wird somit als Vorbereitung im Sinne des § 15 GuKG gewertet.

Die nachfolgend erläuterten, sogenannten pflegerischen Kernkompetenzen, geregelt in § 14 GuKG 2016, fallen im Gegensatz zum Kompetenzbereich bei medizinischer Diagnostik und Therapie nicht in die Delegationsverpflichtung durch ärztliche Berufe. Sie bekommen als eigenverantwortlicher Tätigkeitsbereich von Gesundheits- und Krankenpflegepersonen eine besondere Bedeutung für die Umsetzung im Handlungsfeld von *Community Health Nursing*.

Der Kompetenzbereich, welcher in § 14 GuKG geregelt ist, ist von einer *Community Nurse* in Verantwortung für Planung und sorgfältige Umsetzung durchzuführen. Dies bedeutet ebenfalls, dass sie für die nicht ordnungsgemäße Umsetzung und den dadurch entstandenen Schaden zu haften hat (siehe Kap. 6). Eine *Community Nurse* hat entsprechend ihren gesetzlich verankerten Delegationsverpflichtungen auch darauf zu achten, an wen sie welche Tätigkeiten delegiert. Die Delegation muss im jeweiligen Kompetenzbereich z. B. einer Pflegeassistenz oder Pflegefachassistenz liegen.

Auch die Aufzählung der Interventionen und Maßnahmen im Rahmen der pflegerischen Kernkompetenzen ist demonstrativ. Somit ermöglicht das Gesetz z. B. eine Weiterentwicklung in den Bereichen Case- und Caremanagement oder in Public-Health-bezogenen Handlungsfeldern. Neue Tätigkeits- und Aufgabenbereiche können unter § 14 GuKG subsummiert werden.

Aus § 14 GuKG kann der gesamte Pflegeprozess abgeleitet werden. Auf diesen wird in Kap. 5 noch ausführlich und vertiefend eingegangen. Der erste Prozessschritt, das Pflegeassessment, dient dem Informationserwerb. Die erhobenen Informationen werden im Rahmen der Pflegediagnostik geordnet und individuell beurteilt. Aus diesem Prozess lassen sich Pflegediagnosen, Pflegeziele und -interventionen ableiten. Die Pflegeevaluation dient der Überprüfung der Zielerreichung. Der Zeitpunkt der Evaluierung ist von der Diplomierten Gesundheits- und Krankenpflegeperson des Gehobenen Dienstes zu planen, sollte aber bei Veränderungen des Zustandes oder bei Beendigung der Betreuung immer erfolgen.

Auch edukative Kompetenzen, ebenso die Förderung von Gesundheitskompetenz, Gesundheitsförderung und Prävention sowie die psychosoziale Betreuung in der Gesundheits- und Krankenpflege sind in § 14 GuKG Novelle 2016 gesetzlich verankert.

Aus diesen juristischen Erläuterungen und Ableitungen, vor allem auch bezogen auf die Erläuterungen des Berufsbildes in Kapitel 1.4, wird ersichtlich, dass die gesetzliche Verankerung zur Umsetzung von Aufgaben in Public-Health-bezogenen Handlungsfeldern im öffentlichen Gesundheitsbereich in der Primärversorgung in Österreich gegeben ist.

Nachfolgend wird aufgezeigt, was unter der sogenannten öffentlichen Gesundheitsversorgung bzw. unter dem Begriff *Public Health* zu verstehen ist. Weiters zeigen Erläuterungen die Bedeutung von *Public Health* und die Herausforderungen rund um notwendige Veränderungsprozesse auf. Dieses Verständnis in Bezug auf diese Inhalte ist auch für die Thematik von *Public Health Nursing*, dem übergeordneten Konzept aller Public Health bezogenen Handlungsfelder in der Pflege, von größter Bedeutung.

# 2 Public Health – Begriffsdefinition und -erläuterung

Auf der Homepage der WHO (2020) wird *Public Health* definiert als „the art and science of preventing disease, prolonging life and promoting health through the organized efforts of society" (WHO, 2020).

Der Tätigkeitsbereich von *Public Health* wird folgendermaßen beschrieben:

> "Activities to strengthen public health capacities and service aim to provide conditions under which people can maintain to be healthy, improve their health and wellbeing, or prevent the deterioration of their health. Public health focuses on the entire spectrum of health and wellbeing, not only the eradication of particular diseases. Many activities are targeted at populations such as health campaigns. Public health services also include the provision of personal services to individual persons, such as vaccinations, behavioral counselling, or health advice" (WHO, 2020).

Auch die *Österreichische Gesellschaft für Public Health (ÖGPH)* bezeichnet *Public Health* als

> „[…] Überbegriff, der das gemeinsame Handeln für eine nachhaltige Verbesserung der Gesundheit der gesamten Bevölkerung bezeichnet […] wissenschaftliche, praxisbezogene und politische Anstrengungen werden mit dem Ziel verbunden, die Gesundheit von Populationen zu fördern und die Gesundheitssysteme bedarfsgerechter und ökonomischer zu gestalten […]" (ÖGPH, 2020).

Diese Definitionen zeigen, dass die Schaffung von Rahmenbedingungen für Gesundheit ein gemeinsames Handeln und die Vernetzung von Gesundheitsleistungen erfordert. Interventionen zur Verbesserung der Gesundheitskompetenz der Bevölkerung setzen ein Rollen- und Gesundheitsverständnis voraus, welches über das traditionelle, krankheitsbezogene Gesundheitsverständnis und dessen zugrundeliegendes Rollenverständnis hinausgeht. Eine Pflegeperson, die in einem Public-Health-bezogenen Handlungsfeld arbeiten möchte, muss Kenntnisse über die Auswirkungen dieses Rollen- und Gesundheitsverständnisses haben und sich der Konsequenzen für ihr pflegerisches Handeln bewusst sein. Deswegen wird nachfolgend vertiefend auf die Thematik Gesundheit und Krankheit und ihre Auswirkungen auf das Gesundheitsverständnis eingegangen.

## 2.1 Gesundheitsverständnis in Public-Health-bezogenen Handlungsfeldern

In den nachfolgenden Ausführungen[3] wird im ersten Schritt näher auf die Begriffe Gesundheit und Krankheit an sich eingegangen. Der Sozialmediziner und Public-Health-Experte David Klemperer (2020) weist darauf hin, dass es für ein Verständnis der Begriffe Gesundheit und Krankheit wichtig ist, zu wissen, dass es bisher noch nicht eindeutig gelungen ist, die Begrifflichkeiten *Gesundheit und Krankheit* klar und eindeutig zu definieren. Es gibt jedoch verschiedene Modelle und Konzepte, die immer weiterentwickelt werden und versuchen, sich immer eindeutiger mit diesen beiden komplexen Begriffen auseinanderzusetzen.

Auf der Homepage des Bundesministeriums für Gesundheit und Frauen (BMGF) aus dem Jahre 2017 wird der Begriff *Gesundheit* ausgehend von der immer noch gültigen Definition der WHO vom Jahre 1948 aufgeführt. Sie lautet:

> „Gesundheit ist ein Zustand völligen psychischen, physischen und sozialen Wohlbefindens und nicht nur das Freisein von Krankheit und Gebrechen. Sich des bestmöglichen Gesundheitszustandes zu erfreuen, ist ein Grundrecht jedes Menschen, ohne Unterschied der Rasse, der Religion, der politischen Überzeugung, der wirtschaftlichen oder sozialen Stellung" (BMGF, 2017a).

Der Entwicklung dieser Definition, in welcher Gesundheit nicht mehr nur als Fehlen von Krankheit thematisiert wurde, lag ein nachhaltig wir-

---

3  In dieses Kapitel wurden Teilbereiche der eigenen Masterarbeit von Melitta Horak, erstellt im Jahre 2017, mit dem Titel *Gesundheit und Gesundheitsversorgung von Jugendlichen in Österreichs Schulen – Entwicklung von Strategien zur Optimierung von Gesundheit und Gesundheitsversorgung durch das Modell School Nursing* im Masterstudium Integriertes Versorgungsmanagement an der FH Burgenland übernommen, adaptiert und aktualisiert.

kender Veränderungsprozess in Bezug auf die Thematik Gesundheit und Krankheit der letzten Jahrzehnte zugrunde, die nachfolgend zum besseren Verständnis in ihren Grundzügen beschrieben wird.

Der Zugang zu den Themen Gesundheit und Krankheit unterlag immer schon dem jeweiligen Wissen oder Nichtwissen der jeweiligen Zeitepoche. Eine ursprünglich ganzheitliche Sichtweise auf den Menschen wurde – beginnend mit dem Zeitalter der Aufklärung – durch eine Betrachtungsweise abgelöst, die den Menschen in die Bereiche Körper, Geist und Seele trennte. Krankheit wurde durch diese Trennung immer mehr als mechanistisches Geschehen wahrgenommen und Krankheitssymptome wurden als Störungen der Funktion und Struktur des Körpers gedeutet. Es galt nun, durch Untersuchungen die Ursachen für diese Störungen zu finden und sie davon ausgehend zu heilen. Durch dieses sogenannte Ursache-Wirkungs-Prinzip, welches in der Neuzeit durch viele Erfolge der Medizin gefestigt wurde, sollte der Mensch seine Gesundheit wieder zurückerlangen können (Klemperer, 2020).

Dieses Verständnis hält sich bis heute und ist in den Strukturen und Rahmenbedingungen der Gesundheitssysteme und in der Denkweise der Gesundheitsberufe tief verankert. In den letzten Jahrzehnten jedoch zeigte sich immer öfter, dass dieser Zugang zum Thema Gesundheit, dieses Gesundheitsverständnis, welches vor allem die Krankheit fokussierte, die Komplexität des Phänomens Mensch und alles dessen, was er für Gesundheit benötigte, viel zu stark reduzierte.

In den letzten Jahrzehnten hatten viele Forscher*innen der unterschiedlichsten wissenschaftlichen Disziplinen begonnen, sich intensiv den Zusammenhängen zwischen Körper, Psyche und gesellschaftlichen Prozessen, die Auswirkungen auf die Gesundheit haben, zu widmen. Die Kenntnisse über bestehende körperliche, geistige und soziale Zusammenhänge, die auch von gesellschaftlichen und sozialen Rahmenbedingungen abhängig waren, wurden dabei vertieft und durch Forschungsergebnisse immer häufiger bestätigt und aufgezeigt. Aus diesen Ergebnissen entwickelte sich das biopsychosoziale Modell, welches aufzeigt, dass neben der medizinisch diagnostizierten Erkrankung eines Menschen auch das *Gefühl, gesund zu sein,* von vielen verschiedenen Faktoren abhängt. Außerdem wurde immer häufiger aufgezeigt, dass dieses Gefühl auch sehr subjektiv und einem ständigen Wechsel ausgesetzt ist (Dür, 2011).

34

Das vorherrschende Modell der Pathogenese als Erklärungsmodell für die Themen Gesundheit und Krankheit und als zugrundeliegender Zugang der Prävention wurde bei gesundheitspolitischen Entscheidungen immer öfter kontrastiert mit dem Modell der Salutogenese, jenem Modell, das der Gesundheitsförderung zugrunde liegt. Dies zeigt sich auch in der Entwicklung der Definition und in der Auseinandersetzung mit den Themen Gesundheit und Krankheit auf Ebene der WHO. Es ist jedoch dringend notwendig, diese beiden Modelle und die ihnen zugrunde liegenden Denkmuster zu verstehen. Im Diskurs um Gesundheit und Gesundheitskompetenz der Gesellschaft wird häufig Gesundheitsförderung thematisiert, in der Umsetzung werden jedoch präventive Ansätze geplant und durchgeführt. Auf der Handlungsebene der Primärversorgung verändert ein entsprechendes Verständnis von Gesundheit die Betrachtungsweise und die darauffolgenden Interventionen grundsätzlich.

Die nachfolgenden Ausführungen dienen einem vertiefenden Verständnis der Themenbereiche Prävention und Gesundheitsförderung.

## 2.2 Modelle und Konzepte von Prävention und Gesundheitsförderung

Auch die Soziologen Hurrelmann, Klotz und Haisch (2014) weisen in ihrer Publikation darauf hin, dass die Begriffe Gesundheitsförderung und Prävention in der Literatur nicht einheitlich verwendet werden. Dabei zeigt die Entstehungsgeschichte die unterschiedlichen Entwicklungen und Zugänge eindeutig und klar auf.

### 2.2.1 Risikofaktorenmodell als zugrunde liegendes Modell der Prävention

Klemperer (2020) weist in seiner Publikation darauf hin, dass ausgehend vom Industriezeitalter des 19. Jh. sich aus der Sozialmedizin eine Herangehensweise zur Bekämpfung, aber auch zur Vorbeugung von Krankheiten entwickelte. Davon leitete sich auch der Begriff Prävention – *prae-*

*venire* aus *prae:* „vor" und *venire:* „kommen, etwas zuvorkommen" – ab. Damit wollte man der Entwicklung von Krankheiten „zuvorkommen", sie verhindern. Dem liegt eindeutig ein pathogenetischer Zugang zugrunde, das Verhindern bzw. Reduzieren von Krankheiten oder die Verminderung der Auswirkungen. Nachdem die Entwicklung von statistischen Verfahren im 18. Jh. als Mittel zur Analyse von quantitativen Daten eine Aussage über die Wahrscheinlichkeiten von Mortalität, der Anzahl der Todesfälle, und Morbidität, der Anzahl der Erkrankungen in einer Gesellschaft, ermöglichte, wurden Kriterien ermittelt, anhand derer sich mögliche Erkrankungen voraussagen ließen. Analysen von Forschungsergebnissen wurden erstellt und damit Risikofaktorenmodelle entwickelt. Das bedeutet, dass Risikofaktoren – also krankmachende Faktoren –, welche die Wahrscheinlichkeit einer Erkrankung in der Gesellschaft voraussagen, die Grundlage dieses Modells darstellen. Viele Aspekte, die neben diesen kausalen Krankheitsfaktoren bei einer Erkrankung von Bedeutung sind, sind in der Entwicklung dieses Modells lange Zeit nicht berücksichtigt worden. Das zeigte sich auch daran, dass dieses Modell aufgrund fehlender Erklärungsansätze immer wieder an Grenzen gestoßen ist.

In der Weiterentwicklung wurden Präventionsmaßnahmen nach Zeitpunkt, Ziel und Adressat*innen klassifiziert. Verhaltens- und Verhältnisprävention wurden thematisiert und zahlreiche Projekte umgesetzt. (Hurrelmann, 2014) Der krankheitsbezogene Fokus der Interventionsbereiche bleibt jedoch bestehen. Wissenschaftliche Erkenntnisse hinsichtlich beeinflussender Faktoren zeigten jedoch, dass es in der Thematik Gesundheit noch andere Zugänge benötigt, um die Herausforderungen umfassender bewältigen zu können. Es braucht auch eine Auseinandersetzung mit der Frage, was notwendig ist, damit sich ein Individuum, eine Familie, eine Gemeinschaft nachhaltig gesund erhalten kann. Allein diese Aspekte zeigen, dass es Denkmuster und Erklärungsmodelle braucht, die über das pathogenetische Verständnis hinausgehen.

Studienergebnisse des Medizinsoziologen Aaron Antonovsky unterstützten wesentlich die Entstehung eines veränderten Denkmusters, welches zur Entwicklung des Modells der Salutogenese führte. Mittlerweile wird dieses Modell kontinuierlich weiterentwickelt; seine inhaltliche Abbildung liegt der komplexen Thematik Gesundheitsförderung zugrunde.

## 2.2.2 Salutogenese als zugrunde liegendes Modell der Gesundheitsförderung

Wie schon erwähnt, war eines der bedeutenden Ereignisse, die die Entstehung eines neuen Denkmusters – die Entwicklung des Modells der Salutogenese – entscheidend prägte, ein Studienergebnis.

Der israelisch-amerikanische Medizinsoziologe Aaron Antonovsky (1979) stellte bei einer Untersuchung von Frauen in der Menopause die Frage, wie diese Frauen verschiedener ethnischer Gruppen sich an das Klimakterium anpassen. In diese Studie involviert waren auch Frauen, die das Konzentrationslager überlebt hatten, und es zeigte sich, dass 29 % dieser Frauen über eine gute psychische Gesundheit verfügten. Dieses Ergebnis veranlasste Antonovsky zu weiteren Forschungen, die zur Entwicklung einer grundsätzlichen Fragestellung führten: der Frage, welche Faktoren es sind, die es Menschen ermöglichen, relativ gesund zu bleiben. Es zeigte sich in vielen Studienergebnissen, dass Krankheit keineswegs ein unübliches Ereignis ist, sondern zum menschlichen Leben gehört. Deswegen kann man auch nicht von einer Dichotomie von Gesundheit und Krankheit sprechen, sondern nur von einem „Gesundheits-Krankheits-Kontinuum", einem Kontinuum, in dem wir uns im menschlichen Leben immer zwischen „health – dis-ease – disease" bewegen. Darüber hinaus erwies sich das Verständnis als bedeutsam, dass „wir [...] alle sterblich [sind]. Ebenso sind wir alle, solange noch ein Hauch von Leben in uns ist, in einem gewissen Ausmaß gesund" (Antonovsky, 1997, S. 23). Antonovsky formuliert schlussendlich einen gemeinsamen Nenner seiner Forschungsergebnisse und nennt ihn *sense of coherence* (SOC), Kohärenzgefühl. Dieses erwies sich als zentrales Element seines Modells, bei dem der Mensch durch den erfolgreichen Umgang mit eigenen Widerstandsressourcen lernt, mit Stressfaktoren umzugehen, und das Leben als verstehbar, bewältigbar und sinnhaft empfindet (Antonovsky, 1997).

Die Entstehung dieses Kohärenzgefühls, auf dessen Bedeutung für Public-Health-bezogene Handlungsfelder in Kap. 3.2.3.2 näher eingegangen wird, kann durch die Umwelt oder das Umfeld gefördert oder auch reduziert werden. Der Soziologe Wolfgang Dür (2011) weist auf die Bedeutung hin, die diese Erkenntnis für den Umgang mit der individuellen Gesundheit und für die Entwicklung der Gesundheitskompetenz von Individuen, Familien und Gemeinschaften hat. Im Unterschied zur Prävention von Krankheiten, einer *Vermeidungsstrategie,* steht bei der Gesundheitsförderung eine *Promotionsstrategie* im Vordergrund. Dabei sollen Menschen ihr Potenzial nutzen können, die Lebensbedingungen sollen verbessert und die Entfaltungsmöglichkeiten zugunsten ihrer Gesundheit gestärkt werden.

Im Rahmen der Gesundheitsförderung wird im Positionspapier der sogenannten Ottawa-Charta zum aktiven Handeln aufgerufen (WHO, 1986). Die Definition von Gesundheitsförderung nach der WHO (1986) lautet folgendermaßen: „Gesundheitsförderung zielt auf einen Prozess, allen Menschen ein höheres Maß an Selbstbestimmung über ihre Gesundheit zu ermöglichen und sie damit zur Stärkung ihrer Gesundheit zu befähigen". Damit wird auch verdeutlicht, welche Interventionsebene die Begleitung dieses Prozesses erfordert. Deswegen sollte im Kontext von Public-Health-bezogenen Rollen auch statt von einer *Community Nurse* von einer *Community Health Nurse (CHN)* gesprochen werden. In Kap. 3.2 wird dazu noch ausführlich auf den Interventionsbereich einer *Community Health Nurse* eingegangen.

Die Generierung von Wissen und wissenschaftlichen Erkenntnissen mit Auswirkungen auf das praktische Handeln rund um die Thematik Gesundheit entwickelt sich weiter. Die Komplexität des menschlichen Lebens erfordert von allen Gesundheitsberufen eine sehr offene und reflektierte Haltung im Umgang mit Wissen und Erkenntnissen. Somit ergibt sich für eine *Community Health Nurse,* wie auch gesetzlich im GuKG verankert, die Notwendigkeit des lebenslangen Lernens.

## 2.2.3 Notwendigkeit des lebenslangen Lernens

Auch der Soziologe Wolfgang Dür (2011) weist darauf hin, dass sich darüber hinaus alle diese Modelle und Erklärungsmuster in ständiger Weiterentwicklung befinden und die komplexen Zusammenhänge zwischen körperlichen und psychischen Faktoren noch immer nicht ausreichend beschreiben können. Forschungsergebnisse und die daraus gewonnenen Erkenntnisse zeigen, dass bestehende Zugänge und Denkmuster immer wieder reflektiert und hinterfragt werden müssen. Die zunehmende Technisierung und die damit verbundenen vielfältigen Herausforderungen beeinflussen den Menschen und die Thematik Gesundheit auf vielfältige, noch nicht erforschte Weise. Es gilt auch, die Bedeutung der Qualität einer Beziehung noch viel besser begreifen und verstehen zu lernen und sie für die Gesundheit von Individuen, Familien und Gemeinschaften durch die Schaffung entsprechender Rahmenbedingungen zu nutzen. Diese Qualität der Beziehung als entscheidender Faktor zeigt sich auch für die Interventionsebene einer *Community Health Nurse* (siehe Kap. 3.2).

Eine *Community Health Nurse* muss in einem kontinuierlichen Prozess der beruflichen Weiterentwicklung fähig sein, das jeweilige Wissen und das der jeweiligen Zeitepoche zugrundliegende Gesundheitsverständnis zu erfassen. Sie muss wissenschaftlich fundiertes Wissen und daraus abgeleitete Erkenntnisse in das tägliche Handeln integrieren können. Im aktuellen Geschehen in der Gesundheitsversorgung zeigen Erfahrungen und Erfahrungsberichte jedoch gerade in der Primärversorgung, dass sich der Paradigmenwechsel von einem sehr krankheitsbezogenen, pathogenetisch dominierten Denkmuster mit den entsprechenden Auswirkungen in der Umsetzung hin zu einem gesundheitsförderlichen, salutogenetischen Denkmuster, wiederum mit entsprechenden Veränderungen, in vielen Bereichen noch nicht oder noch nicht ausreichend vollzogen hat.

Das nachfolgende Kapitel beschäftigt sich mit den Faktoren, die sich im Rahmen eines solchen Paradigmenwechsels in der Primärversorgung verändern müssen.

## 2.3 Paradigmenwechsel Primary Medical Care – Primary Health Care

In der nachfolgenden Darstellung sind jene Faktoren genannt, die relevant sind für einen Paradigmenwechsel von der jetzigen, sehr krankheitsorientierten Versorgungsstruktur – der sogenannten *Primary Medical Care* – hin zu einer Versorgungsstruktur, die alle aktuellen wissenschaftlichen Erkenntnisse in Bezug auf Gesundheit berücksichtigt – die sogenannte

*Primary Health Care.* Kathryn Hoffmann,[4] Leiterin der Unit „Versorgungsforschung und Telemedizin in der Primärversorgung" der Abteilung für Sozial- und Präventivmedizin im Zentrum für *Public Health* der MedUni Wien (siehe Vorwort), weist in diesem Zusammenhang darauf hin, dass die unterschiedlichen Begrifflichkeiten wie *Primary Care, Primary Health Care* sowie *Primary Medical Care* in Österreich gerade am Anfang zu vielen Missverständnissen geführt haben und es noch immer tun. In der deutschen Sprache können alle Begriffe mit „Primärversorgung" übersetzt werden. Auch im Englischen werden diese Begriffe oft nicht ganz einheitlich verwendet. Grundsätzlich ist aber *Primary Care* die Primärversorgungsebene, deren Entwicklungsstärke von Kringos et al. (2013) im Ländervergleich erhoben wurde. In diesen Publikationen ist immer von *Primary Care* die Rede. Da diese sogenannte Entwicklungsstärke der Ebene auch immer etwas mit den angewendeten Versorgungskonzepten zu tun hat, ist die genaue Abgrenzung schwer. Das Konzept *Primary Health Care,* welches erstmalig 1978 in Alma-Ata von der WHO präsentiert wurde, ist eine Art ideales Versorgungskonzept für den Primärversorgungssektor (und angrenzende Sektoren im Sinne der integrierten Versorgung mit dem Primärversorgungssektor als Dreh- und Angelpunkt), welches auch die Wichtigkeit von Bildung, Landwirtschaft, Umwelt etc. für die Gesundheit erkennt.

Das *Institute of Medicine (IOM)* versuchte als Reaktion auf Alma-Ata 1994, die medizinische Rolle in diesem Konzept zu finden. Bis zu diesem Zeitpunkt wurde *Primary Medical Care* so verstanden, dass einerseits auf der medizinischen Seite passiv gewartet wurde, bis ein bereits erkrankter Mensch die Gesundheitseinrichtung aufsuchte; andererseits hatten die Patient*innen die passive Erwartungshaltung, allein durch die ärztliche Therapie gesund zu werden und zu bleiben. 1994 erfolgte dann die Erweiterung des Begriffs um die Dimension der Versorgung im familiären und kommunalen Kontext (IOM, 1996).

Diese Erweiterung eines Begriffes muss aber auch einen Veränderungsprozess auf der Umsetzungsebene nach sich ziehen, um auch inhaltlich von *Primary Medical Care* zu *Primary Health Care* zu kommen.

---

4 Diese Ausführungen von Kathryn Hoffmann stammen aus einem schriftlichen, unveröffentlichten Diskurs im März 2021.

**Tab. 1:** *Primary Medical Care* und *Primary Health Care* (Quelle: Darstellung angelehnt an Sprenger, 2003[5])

| *Primary Medical Care* – Fokus | *Primary Health Care* – Fokus |
|---|---|
| Krankheit | Gesundheit |
| Defizite | Ressourcen |
| Molekulare Strukturen | Biopsychosoziale Prozesse |
| Individuen | Individuen, Bevölkerungsgruppen |
| Maschine Mensch | Lebendes System Mensch |
| Reparatur, Kuration | Gesundheitsförderung, Prävention, Pflege, Rehabilitation, Kuration |

Durch die Dominanz einer sehr medizinorientierten Versorgung ist ausgehend von einem vorwiegend pathogenetischen Gesundheitsverständnis der ärztlichen Professionen der Fokus der Versorgung der Gesellschaft in Bezug auf gesundheitliche Belange auf krankheitsbezogene Prozesse gerichtet. Defizite auf der Ebene von molekularen Strukturen werden bei einzelnen Menschen wahrgenommen. Das Ziel ist es nach wie vor häufig, vor allem diese Defizite zu beseitigen, um den Menschen diesem Verständnis entsprechend – „Der Mensch funktioniert wie eine Maschine" – zu reparieren.

Einem salutogenetischen Gesundheitsverständnis entsprechend muss es im Sinne der Gesundheitsförderung aber gerade in der Primärversorgung – an dem Ort, wo Menschen „leben, lieben und arbeiten" – das Ziel sein, sich kontinuierlich und nachhaltig damit zu beschäftigen, was ein Mensch, die Familie, die Gemeinde, die Gesellschaft benötigen, um sich gesund zu erhalten. Es geht um die Erfassung von Faktoren, die ein

---

5  Die Darstellungen der Tabellen erfolgt in diesem Kapitel inhaltlich in Anlehnung an eine nicht veröffentlichte Ausführung von Martin Sprenger, Leiter des Universitätslehrgangs *Public Health* der Universität Graz, adaptiert von Kathryn Hoffmann, Leiterin der Unit „Versorgungsforschung und Telemedizin in der Primärversorgung" der Abteilung für Sozial- und Präventivmedizin im *Zentrum für Public Health* der MedUni Wien.

Mensch benötigt, um auch bei chronischen Erkrankungen selber befähigt und ermächtigt zu werden, die damit einhergehenden Herausforderungen zu bewältigen und sich bestmöglich gesund zu erhalten. Die zur Verfügung stehenden eigenen Ressourcen sowie die Ressourcen der Umgebung müssen erfasst werden, um biopsychosoziale Prozesse ausgehend von einem salutogenetischen Verständnis fördern zu können, damit Individuen, Familien und Bevölkerungsgruppen lernen, sich aus eigener Kraft und Fähigkeit gesund zu halten. Der Mensch muss als lebendes System wahrgenommen werden, das von den verschiedensten Faktoren beeinflusst wird und dessen Selbstregulierungsfähigkeit (siehe Kap. 5.2) – neben der medizinischen Versorgung – durch eine entsprechende professionelle Unterstützung im Rahmen von Gesundheitsförderung, Prävention, Pflege, Rehabilitation oder Kuration unterstützt werden kann.

Auch der inhaltliche Zugang und die Verantwortungsverteilung in der Primärversorgung benötigen Veränderungsprozesse. Die nachfolgende Darstellung zeigt auch hier die aktuellen Herausforderungen und notwendig gewordenen Optimierungsprozesse unseres Versorgungssystems auf.

**Tab. 2:** *Primary Medical Care* und *Primary Health Care* (Quelle: Darstellung angelehnt an Sprenger)

| *Primary Medical Care* – Inhalt | *Primary Health Care* – Inhalt |
| --- | --- |
| Episodenhafte Versorgung | Kontinuierliche Versorgung |
| Spezifische Versorgung | Umfassende Versorgung |
| Primary-Medical-Care-Verantwortung | Primary-Health-Care-Verantwortung |
| Gesundheitssystem, Vertragspartner*innen | Intersektorale Zusammenarbeit |
| Expert*innenhilfe | Gesundheitsselbsthilfe – Gesundheitskompetenz |
| Expert*innen selbstgesteuert | Bürgerpartizipation |

Das aktuelle, in Kap. 1.1 beschriebene Versorgungssystem ohne Lotsen-funktion kann im Verhalten der Bevölkerung eine sehr sporadische Inan-spruchnahme von Gesundheitsleistungen fördern und damit zu einer epi-sodenhaften und viel zu spezifischen Versorgung führen. Eine Ärztin wird aufgesucht, wenn bereits Krankheitssymptome vorhanden sind. Viele, vor allem chronische Erkrankungen, z. B. Adipositas, Diabetes Typ II etc., entwickeln sich aber langsam und könnten nach jetzigem Wissenstand durch die frühzeitige Erfassung und nachhaltige gesundheitsförderliche Maßnahmen bereits in der Frühphase der Entstehung eingedämmt bzw. verhindert werden.

Natürlich sind im Erkrankungsfall therapeutische Maßnahmen not-wendig. Es ist auch wichtig, aus dem präventiven Verständnis heraus Risi-kofaktoren zu erläutern, damit die betroffene Person nicht wieder erkrankt. Aber damit der betroffene Mensch und seine Familie die Auswirkungen rund um die Erkrankung verstehen lernen, diese bewältigen und wieder ins gesamte Leben integrieren können, braucht es umfassende, kontinu-ierliche und niederschwellige Angebote. Eine Pflegeperson, die in einer Gemeinde kontinuierlich vor Ort ist und die Menschen mit ihren Familien von der Geburt bis zur letzten Lebensphase kennt, kann in enger interdiszi-plinärer Zusammenarbeit und durch eine Vernetzung mit allen Gesund-heitsangeboten der jeweiligen Region dieses Angebot sicherstellen. Diese Vernetzungsleistung und intersektorale Zusammenarbeit ist von großer Bedeutung, denn man muss in allen Sektionen/Bereichen zusammenar-beiten, um ausgehend vom gesamten Potenzial der Gesundheitsprofessio-nen unter partizipativer Einbeziehung aller Bürger*innen erreichen zu können, dass die einzelnen Menschen, die Familien in der Gesellschaft *befähigt werden*, sich selber gesund zu erhalten und ihre eigene *Gesund-heitskompetenz* in einem kontinuierlichen Prozess laufend zu verbes-sern.

**Tab. 3:** *Primary Medical Care* und *Primary Health Care* (Quelle: Darstellung angelehnt an Sprenger, 2003)

| *Primary Medical Care* – Organisation | *Primary Health Care* – Organisation |
|---|---|
| Spezialist*innen | Generalist*innen |
| Einzelkämpfer*innen | Teams |
| Monodisziplinär | Multi-/interdisziplinär |
| Angebotsgesteuerte Finanzierung | Bedarfsgesteuerte Finanzierung |
| Prozessorientiert | Prozess- und ergebnisorientiert |
| Versorgungs„blindflug" | Gesundheits- und Versorgungsforschung |
| Starr | Verbesserungs-, anpassungs- und reaktionsfähig |

Die Organisation der Versorgungssysteme in der Primärversorgung benötigt Veränderung und ist aktuell in Veränderungsprozesse eingebettet.
Im Rahmen der Implementierung von Primärversorgungseinheiten und
-netzwerken in den Bundesländern wird, wie in Kap. 1.2 aufgezeigt, bereits berücksichtigt, dass es für die optimale Versorgung ein Team braucht,
in dem multi- und interdisziplinär zusammengearbeitet wird. Gesundheitsberufe, die mitwirken, brauchen für eine optimale Zusammenarbeit
ein generalistisches Verständnis und erweiterte Kompetenzbereiche, um
die vielfältigen Herausforderungen bewältigen zu können. Es wird die
Grundhaltung eines Teams benötigt, die darin besteht, sich laufend auf
Verbesserungsprozesse einzulassen und einzustellen, um bei allen Herausforderungen anpassungs- und reaktionsfähig agieren zu können. Das
ist insbesondere in Zeiten einer Pandemie, deren Herausforderungen alle
Gesundheitsberufe an ihre Grenzen bringt, von großer Bedeutung. Die
Verantwortung für die Versorgungsleistung kann so auf vielen Ebenen ge-
meinsam getragen werden. Prozesse und Ergebnisse der Abläufe in den
Gesundheitseinrichtungen können ständig optimiert und durch Versor-

gungsforschung weiterentwickelt werden. Damit kann ein *Versorgungsblindflug* vermieden und es können effiziente Versorgungsleistungen und -strukturen aufgebaut werden.

Internationale Beispiele zeigen, dass eine sogenannte *Community Health Nurse* als Teil eines solchen Teams oder selbstständig, jedoch in enger Zusammenarbeit mit dem Team einen Mehrwert für alle Beteiligten darstellt (Kringos/Boerma/van der Zee/Groenewegen, 2013).

Neben all den wichtigen, notwendigen Veränderungsprozessen und strategischen Planungen muss darauf hingewiesen werden, dass im Mittelpunkt aller Überlegungen in Zusammenhang mit *Public Health* immer der Mensch mit all seinen Bedürfnissen und seinem Bedarf stehen muss. Es gilt, die Rechte und Würde des Menschen, der eingebettet ist in ein Familiensystem, in die Gemeinschaft einer Gesellschaft, bei allen Entscheidungen und Veränderungsprozessen zu wahren. Eine *Community Health Nurse* hat in ihrer Rolle als Pflegeperson die Verpflichtung zur Wahrung der Grundrechte. Bei der Begleitung und Betreuung der ihr anvertrauten Menschen gilt es, dies zu berücksichtigen. Im Bedarfsfall müssen adäquate Unterstützungsleistungen für die Sicherung der Grundrechte angeboten oder vermittelt werden. Nachfolgend werden die entsprechenden zugrundeliegenden rechtlichen Gegebenheiten der österreichischen Gesetzgebung aufgezeigt.

## 2.4 Rechtliche Grundlagen – Grundrechte und Pflege

Grundrechte sollen fundamentale Rechte jedes Einzelnen gewährleisten. Sie sind in Österreich nicht nur durch die Verfassung garantiert, sondern auch in der Grundrechte-Charta der Europäischen Union verankert. Im öffentlichen Gesundheitsbereich gehört es zur Aufgabe einer Community Nurse, die Umsetzung dieser Grundrechte, im Speziellen bezogen auf das Recht auf persönliche Freiheit, die Menschenwürde sowie das Recht auf Leben, zu beobachten und diese Thematiken immer wieder in den öffentlichen Diskurs einzubringen. Ausgehend von ihrer Vermittlerrolle unterstützt sie vulnerable Bevölkerungsgruppen bei der Wahrung dieser

Grundrechte. Menschenrechte oder *Human Rights* sind auch *Jedermanns-rechte*, weil sie jedem Menschen in Österreich zustehen, unabhängig von seiner Staatsangehörigkeit. Die Grundrechte dienen der Dezimierung aller staatlichen Eingriffe. Ihre Gewährleistung ist eng mit den Konzepten der Gewaltenteilung und des Rechtsstaats verbunden. In der Gesellschaft kann keine Freiheit unbegrenzt sein, da diese wegen der Freiheit der Mitmenschen nicht schrankenlos möglich ist. Der gesetzliche und gerichtliche Grundrechtsschutz ist unerlässlich für die Gewährleistung der Grundrechte in der Gemeinschaft. Ein Eingriff kann rechtskonform oder rechtswidrig sein, je nachdem, ob verfassungsgemäße Bedingungen für den Eingriff erfüllt sind. Um diese juristischen Formulierungen besser verstehen zu können, werden sie nachfolgend – ausgehend von ausgewählten Themenbereichen, die für das Handlungsfeld einer *Community Health Nurse* von Bedeutung sind – näher erläutert.

## 2.4.1 Recht auf persönliche Freiheit

Jeder Mensch hat das Recht auf persönliche Freiheit und Sicherheit (Art. 1 BVG; Art 5 EMRK). Dieses Recht gewährleistet dem Einzelnen eine Sphäre der individuellen Freiheit, in die der Staat prinzipiell nicht eingreifen kann. Die persönliche Freiheit darf nur auf Basis des Gesetzes entzogen werden. Jeder Freiheitsentzug hat in der vom Gesetz vorgeschriebenen Art und Weise zu erfolgen. Bei freiheitsbeschränkenden Maßnahmen ist immer der Grundsatz der Verhältnismäßigkeit anzuwenden – dies bedeutet, dass der Entzug der Freiheit nach dem Zweck der Maßnahme notwendig sein muss (Art 1, Abs 3 PersFrG). Dieser Grundsatz spiegelt sich z.B. im Heimaufenthaltsgesetz wider. Der Entzug der Freiheit ist nur in taxativ aufgezählten gesetzlichen Fällen möglich, und zwar Freiheitsentzug als Strafe, wegen Tatverdachts, als Beugemittel, zum Zwecke notwendiger Erziehungsmaßnahmen bei Minderjährigen, als fremdenpolizeiliche Maßnahme und *wenn Grund zu der Annahme besteht, dass die Betreffende eine Gefahrenquelle für die Ausbreitung ansteckender Krankheiten sei oder wegen psychischer Erkrankung sich oder andere gefährde* (Art. 2 BVG). Wird eine Person festgenommen oder angehalten, hat dies immer unter Achtung der Menschenwürde und unter möglichster Schonung der Person zu erfolgen. Zu beachten ist, dass die aufgezählten Fälle des Freiheitsentzugs als Bundesgesetze einfach gesetzlich geregelt sind, z. B. im HeimAufG, Epidemiegesetz, Strafgesetzbuch usw. Ein Entzug der Freiheit ohne einfachgesetzliche Basis ist daher willkürlich und somit strafbar. Wurde jemand rechtswidrig festgehalten oder angehalten, hat er Anspruch auf Schadenersatz einschließlich des Ersatzes immaterieller Schäden (Art 7 PersFrG).

Eine Beschränkung aller Grundrechte ist nur unter Achtung der Verhältnismäßigkeit zulässig. Der Zweck der Maßnahme darf außerdem nicht mit unverhältnismäßigen Mitteln erfolgen, und es muss das Prinzip der Rechtssicherheit gewahrt werden. Die Menschenwürde der Betroffenen ist in jeder Situation und unter allen Umständen zu achten und zu wahren. Bei der Freiheitsbeschränkung ist darüber hinaus die zeitliche Dimension nicht maßgebend. Dies bedeutet, dass im Einzelfall auch schon wenige Minuten ausreichen können, um eine Maßnahme, z. B. eine Fixierung im Pflegebett – auch im häuslichen Setting – als freiheitsbeschränkende Maßnahme zu qualifizieren. Im österreichischen Recht gibt es somit keine zeitliche Komponente im Sinne einer Mindestdauer für die Beschränkung (EB HeimAufG; BGBl I 2004/11).

Der Grundsatz der Verhältnismäßigkeit erfordert, dass folgende Faktoren vorliegen und folgende Fragestellungen beurteilt und begründet werden müssen:

1. Liegt die Maßnahme im sozialpolitischen Interesse?
2. Ist die Maßnahme das schonendste und gelindeste Mittel zur Erreichung des Zieles?
3. Besteht zwischen dem Eingriff in das Grundrecht und dem sozialpolitischen Interesse eine angemessene Relation?

Der Entscheidungsprozess muss transparent, rational nachvollziehbar und schlüssig sein und muss dementsprechend auch gemäß § 5 GuKG dokumentiert werden.

## 2.4.2 Menschenwürde und das Recht auf Leben

Die Menschenwürde ist im Grundrechtskatalog der österreichischen Verfassung nicht verankert. Sie ist somit kein Grundrecht in Österreich. Der VfGH anerkennt den Grundsatz der Menschenwürde jedoch als einen *all-*

*gemeinen Wertungsgrundsatz.* Dies bedeutet, dass kein Mensch jemals als bloßes Mittel für welche Zwecke auch immer betrachtet und behandelt werden darf und niemand auf seine Würde selbst verzichten kann (VfGH, 10.12.1993). Die Menschenwürde ist im Zusammenhang mit dem Menschenrecht auch im ABGG § 16 festgehalten: „Jeder Mensch hat angeborene, schon durch die Vernunft einleuchtende Rechte und ist daher als eine Person zu betrachten". Die Zentralnorm in der österreichischen Rechtsordnung normiert subjektive Rechte, dadurch wird die Persönlichkeit als Grundwert geschützt (vgl. 9ObA120/19s, 10 sObs 40/90).

Auch das Recht auf Leben jedes Menschen ist vom Beginn seiner Existenz bis zum Tod gesetzlich geschützt. Der Staat ist gemäß Art 2 EMRK verpflichtet, das Leben zu schützen und zu fördern. Es besteht auch die Verpflichtung aller Staaten, den gewaltsamen Tod eines Menschen effektiv und wirksam zu untersuchen.

Eine *Community Health Nurse* hat die Aufgabe, die Menschen, die sie begleitet und betreut, bei der Umsetzung eines menschenwürdigen Lebens zu unterstützen. Sie selbst muss aber auch in ihrem Handeln immer darauf achten, dass Menschenrecht und Menschenwürde gewahrt bleiben. Dazu ist notwendig, dieses Handeln hinsichtlich der Wahrung der ethischen Grundhaltung gemäß Ethikkodex für Pflegende des Internationalen *Council of Nurses (ICN)* immer wieder zu reflektieren. Die Anerkennung der persönlichen Werte der Menschen sowie die religiöse Einstellung sind zu akzeptieren.

Der Ethikkodex liegt in der deutschen Übersetzung vom *Deutschen Berufsverband für Pflegeberufe* (2013), angelehnt an die Originalausführung des ICN, vor. Jede Pflegeperson muss in ihrem Handeln und in ihren Entscheidungen ethische Grundsätze berücksichtigen, in denen Menschenrecht und Menschenwürde ihren Ausdruck finden.

Vonseiten der WHO (1998) wurde im Rahmenkonzept „Gesundheit für alle" auch das Recht auf Gesundheit als fundamentales Menschenrecht für alle Menschen festgelegt. Wie auch die vorhergehenden Ausführungen zeigten, lautet dabei das übergeordnete Ziel, die Menschen in ihrem Umfeld zu unterstützen und ihre Gesundheitskompetenz zu verbessern. Bei näherer Analyse zeigt sich, dass diesbezüglich in Österreich großer Handlungsbedarf gegeben ist.

### 2.4.3 Das Recht auf Gesundheit – Gesundheitskompetenz als Schlüsseldeterminante für Gesundheit

Gesundheitskompetenz wird in einer Publikation der WHO (2013) als eine Schlüsseldeterminante von Gesundheit wahrgenommen. Wenn Fragen der körperlichen, psychischen und sozialen Gesundheit besser verstanden werden und wenn jemand fähig ist, bestmögliche gesundheitsrelevante Entscheidungen zu treffen, entwickelt sich ein maßgeblicher Faktor zur nachhaltigen Verbesserung der Gesundheit der Bevölkerung.

Der Bedarf dafür ist in Österreich in besonderem Ausmaß gegeben. Im Rahmen der *European Health Literacy Survey (HLS-EU-Studie)* wurde ein umfassender Fragenkatalog mit insgesamt 47 Fragen für die Erhebung der Gesundheitskompetenz einer repräsentativen Stichprobe in den Bereichen Krankheitsbewältigung, Prävention und Gesundheitsförderung erstellt. Die Studie ergab, dass die befragten Österreicher*innen ihre Gesundheitskompetenzen deutlich schlechter einschätzten als die befragten Personen in anderen Ländern (WHO, 2014). Auch auf der österreichischen Plattform für Gesundheitskompetenz (ÖPGK) (2020) wird darauf hingewiesen, dass eine geringe Gesundheitskompetenz eine Reihe negativer Auswirkungen auf die Gesundheit hat, z. B. *Non Compliance*, gehäuft späte medizinische Diagnosen, geringere Selbstmanagementkompetenzen und höhere Risiken für chronische Erkrankungen. Überdurchschnittlich häufig betroffen von den negativen Auswirkungen sind sozioökonomisch benachteiligte Gruppen. Es sei darauf hingewiesen, dass eine geringe Gesundheitskompetenz in der Bevölkerung hohe Kosten im Gesundheitssystem verursacht. Gesundheitskompetenz wird als „wichtiger Eckpunkt der Gesundheit und der gesundheitlichen Chancengleichheit aller in Österreich lebenden Menschen gesehen. Gesundheitskompetenz zielt darauf ab, die Bevölkerung dabei zu unterstützen, im Alltag selbstbestimmte Entscheidungen zu treffen, die ihre Gesundheit fördern" (ÖPGK, 2020). Gesundheitskompetenz ist somit auch verknüpft mit allgemeiner Bildung. Um Menschen in allen sozialen Schichten erreichen zu können, ist eine entsprechende, zielgruppengerechte Aufbereitung von Wissen und Informationen notwendig. Darüber hinaus zeigen die Pflegeexpert*innen des *Netzwerks für Familien- und Patientenedukation* (2019) auf, dass es um die Generierung einer motivierten Haltung geht. Diese Motivation kann

49

durch die Fähigkeit, Gesundheitsinformationen zu finden, zu verstehen, zu beurteilen und anzuwenden, verstärkt werden. Es geht darum, Entscheidungen treffen zu können, die zur Erhaltung oder Verbesserung der Lebensqualität und der Gesundheit während des gesamten Lebensverlaufs beitragen (Parker, 2009).

Durch die Möglichkeit der kontinuierlichen Begleitung in allen Lebensphasen setzen die Interventionen einer *Community Health Nurse* genau an dieser Zielsetzung unter den gegebenen Rahmenbedingungen an. Die besondere Bedeutung dessen wird mit einer Aussage im Positionspapier der Ottawa-Charta der WHO aus dem Jahre 1986 hervorgehoben: „Gesundheit wird von Menschen in ihrer alltäglichen Umwelt geschaffen und gelebt: dort, wo sie spielen, lernen, arbeiten und lieben" (WHO, 1986).

Wenn gesundheitsgefährdende Prozesse und Herausforderungen rund um gesundheitliche Belange jedoch nicht erkannt und/oder nicht bewältigt werden können, benötigen Menschen Unterstützung. Es entspricht nicht dem Rollenverständnis einer *Community Health Nurse* (CHN), diese Unterstützung alleine zu gewährleisten. Eine CHN kann, wie nachfolgend im *Public Health Nursing Process* aufgezeigt wird, diese Prozesse und Herausforderungen mithilfe von entsprechenden Assessments erfassen, um danach in einem interdisziplinären und multiprofessionellen Team, in einer gemeinsamen Analyse- und Interpretationsphase und darauffolgenden Maßnahmenplanung unter Berücksichtigung von Entscheidungsfreiheit, Autonomie, Menschenrecht und Menschenwürde der betroffenen Menschen Unterstützungsleistungen anzubieten.

Nachfolgend wird zuerst der Begriff *Public Health Nursing* definiert und näher erläutert.

# 3 Public Health Nursing – Begriffsdefinition und -erläuterung

In der vertiefenden Auseinandersetzung mit der Thematik zeigt sich *Public Health Nursing* in den Literaturquellen als übergeordneter Begriff, der die Handlungsfelder von *Public Health Nursing, Community Health Nursing* und *Family Health Nursing* inkludiert. Auch der Tätigkeitsbereich einer sogenannten *School Nurse* gehört zu den Public-Health-bezogenen Handlungsfeldern, die sich dem Überbegriff *Public Health Nursing* zuordnen lassen.

*Public Health Nursing* wird in einer Publikation der internationalen Pflegewissenschaftler*innen Keller, Strohschein, Lia-Hoagberg und Schaffer (2004) als Resultat aus Kunst und Wissenschaft von *Public Health* und Pflege dargestellt. Der Tätigkeitsbereich der pflegerischen Praxis von *Public Health Nursing* umfasst in Übereinstimmung mit dem Begriffsverständnis von *Public Health* die gesamte Population und fokussiert nicht nur auf Individuen, die krank oder arm oder vulnerabel sind. Er umfasst auch größere Populationen, z. B. Risikogruppen als Gemeinschaft mit einem gemeinsamen Risikofaktor für weitere gesundheitliche Beeinträchtigungen wie etwa Adipositas, Diabetes mellitus, Herzerkrankungen etc. *Public Health Nursing* beschäftigt sich mit Gemeinschaften, die Risikofaktoren ausgesetzt sind, wie z. B. Luft- oder Wasserbeeinträchtigungen, Bevölkerungsgruppen mit geringer Impfrate etc. Es handelt sich um Bevölkerungsgruppen, die zwar im Wesentlichen gesund sind, die Gesundheit aber noch besser schützen und verbessern können. Eine Gemeinschaft, eine *Community* ist in diesem Zusammenhang definiert als soziales Netzwerk interagierender Individuen, die normalerweise in vordefinierten räumlichen Gegebenheiten wohnen.

Pflegepersonen, die in Public-Health-bezogenen Handlungsfeldern tätig sind, intervenieren dabei auf allen drei Ebenen einer Gesellschaft: Auf der ersten Ebene, der Ebene des einzelnen Menschen oder Individuums und der Familie, agiert sie mit dem Ziel, das Wissen, die Einstellungen, Verhaltensweisen, Glaubenssätze oder Gewohnheiten im gesundheitsförderlichen Sinn zu verändern. Auf der zweiten Ebene, der Ebene der Gemeinde und/oder der Gemeinschaft, besteht das Ziel, Normen, Bewusstsein und Einstellungen sowie Verhaltensweisen von Gemeinschaften und gefährdeten Zielgruppen hinsichtlich gesundheitlicher Aspekte zu verändern. Auf der dritten Ebene, der Ebene von übergeordneten Systemen wie Organisationen, politischen Institutionen etc., besteht das Ziel darin, die Strukturen und Prozesse in Organisationen sowie die politischen Strategien, Gesetze und Machtstrukturen im Sinne einer Optimierung von gesundheitsfördernden Aspekten zu verändern.

Eine Zuordnung der Begrifflichkeiten der Public-Health-bezogenen Handlungsfelder von *Family Health Nursing*, *Community Health Nursing* oder *Public Health Nursing* würde sich von den drei Ebenen ableiten lassen. In der realen Umsetzung in der Praxis lassen sich diese Rollenzuschreibungen jedoch nicht klar trennen.

Eine *Family Health Nurse*, die auf der Ebene von Individuen und Familien arbeitet, agiert dabei automatisch in einer Gemeinschaft bzw. in einer Gemeinde. Daraus ergeben sich auch Interventionen auf der zweiten Ebene in Gemeinschaften oder bei gefährdeten Zielgruppen. Diese Interventionen wiederum können Erkenntnisse hinsichtlich der Bedürfnisse und des Bedarfs ergeben, die Veränderungsprozesse und Interventionen auf der dritten Ebene, bei Verantwortlichen in Organisationen oder in politischen Institutionen, notwendig machen. Wenn z. B. in mehreren Familien einer Gemeinde Menschen an einer chronischen Erkrankung wie etwa Diabetes mellitus leiden, werden auf Ebene der betroffenen Menschen und ihrer Familien unmittelbare Interventionen zur Unterstützung bei der Bewältigung dieser gesundheitlichen Herausforderungen notwendig werden. Auf der Ebene der Gemeinde wird die Implementierung von entsprechenden, darüber hinausgehenden Angeboten und Programmen wie z. B. Disease-Management-Programmen zur Unterstützung der betroffenen Menschen in der gesamten Gemeinschaft benötigt werden. Von politischer Seite erfordert es eine Bereitstellung der finanziellen und strukturellen Ressourcen sowie die Schaffung oder Anpassung von gesetzlichen Grundlagen, die für eine effiziente Umsetzung notwendig sind.

Auch ausgehend von diesen ineinandergreifenden Handlungsebenen einer *Community Health Nurse* lässt sich erklären, warum die Benennung einer Pflegeperson in Public-Health-bezogenen Rollen international nicht immer eine eindeutige Zuordnung des Tätigkeitsbereichs der angeführten Ebenen nach sich zieht. Eine *Public Health Nurse* z. B., die in Kanada in gewissen Regionen tätig ist, arbeitet auf allen drei Ebenen von *Public*

*Health Nursing.* Dies zeigte auch die Erfahrung von Studierenden, die ein Praktikum bei einer *Public Health Nurse* in Kanada absolvierten und deren Tätigkeitsbereich analysierten. Der Tätigkeitsbereich sowie das Rollenverständnis wurden auch in Form eines Experteninterviews mit einer *Public Health Nurse* (Hamilton, 2017) in einer Bachelorarbeit abgebildet.

Nachfolgend werden nun die Prozessschritte eines sogenannten *Public Health Nursing Process* anhand der Ausführungen in den Publikationen von Keller, Strohschein, Lia-Hoagberg und Schaffer (2004) sowie Keller, Strohschein und Briske (2010), aktualisiert in Stanhope und Lancaster (2020), dargestellt. Die Gegebenheiten im österreichischen und deutschsprachigen Kontext werden erläutert, diskutiert und aufgezeigt.

# 3.1 Public Health Nursing Process

Die Erfassung und Einbeziehung aller relevanten Faktoren in einer Gemeinde oder Gemeinschaft, wie z. B. der verschiedenen Gesundheitsberufe, aller vorhandenen Versorgungsleistungen, Freizeitangebote etc., ist der erste Schritt im *Public Health Nursing Process*. Es müssen dabei auf allen drei Ebenen alle Faktoren erfasst werden, die Einfluss auf die Thematik Gesundheit haben oder dafür von Interesse sind. Darüber hinaus geht es um die Identifizierung von Individuen, Familien, Gemeinschaften und gefährdeten Zielgruppen, aber auch von Menschen in übergeordneten Systemen wie Organisationen, Krankenhäusern, Betrieben oder politischen Institutionen etc., deren Gesundheit geschützt oder gefördert werden sollte. Dazu braucht es im ersten Schritt einen kontinuierlichen Beziehungsaufbau, den Aufbau und die Festigung von Vertrauen zu Einzelpersonen, Familien, Gemeinschaften und übergeordneten Systemen. Dieser Beziehungsaufbau ist ein entscheidender Schritt für das Gelingen aller weiteren Interventionen.

Nach dieser Phase des Beziehungsaufbaus folgt die Durchführung eines systematischen Assessments zur Erhebung aller einflussnehmenden Faktoren auf die Gesundheit auf allen drei Ebenen. Im Zuge dieser Erfassung ist auch die Förderung der Wahrnehmung von gesundheitsbeeinflussenden Faktoren von wesentlicher Bedeutung. Nach der Erfassung und Analyse dieser Faktoren werden gemeinsam je nach Themenbereich mit Verantwortlichen in übergeordneten Systemen, Verantwortlichen in

Gemeinschaften und Gemeinden, Familien oder Individuen Zielsetzungen formuliert, die für die involvierten Personen bedeutsam, leistbar und messbar sind.

Die Auswahl von beeinflussenden Gesundheitsfaktoren, sogenannten *Health Status Indicators,* ist ein bedeutender weiterer Schritt. Es werden dabei Indikatoren bestimmt, welche als messbare Erfolgsparameter für Interventionen verwendet werden können. Eine Analyse der wichtigsten *Health Status Indicators* in Europa, die hilfreich für eine solche Zuordnung und Auswahl von Indikatoren sein kann, zeigt eine europäische Studie von Fehr et al. (2018).

Der nächste Prozessschritt beinhaltet die Auswahl von effektiven, von allen Beteiligten akzeptierten, kostengünstigen, ethisch begründbaren, wirksamen bzw. evidenzbasierten und gesetzeskonformen Interventionen sowie die Auswahl von Zwischenergebnis-Indikatoren. Die Bestimmung von Intensität, Aufeinanderfolge und Häufigkeit der Interventionen erfolgt in einem gemeinsamen Prozess mit allen Verantwortlichen, ebenso wie die Auswahl von Evaluationsmethoden für die Messung der Zwischen- und Endindikatoren. Nach der Implementierung der Interventionen erfolgt eine kontinuierliche Neueinschätzung sowie eventuell ihre Modifizierung und Anpassung. Ein kontinuierliches Feedback über den Verlauf wird gegeben. Abschließend erfolgt wieder eine Erhebung von Daten und Informationen für die Auswertung als Abgleich von aktuellen Daten und Informationen mit den geplanten Indikatoren.

Mittels dieses prozesshaften Vorgehens kann eine effiziente Identifizierung und Analyse der Verschiedenheiten bei Familien und Gemeinden oder übergeordneten Systemen erfolgen. Es kann aufgezeigt und analysiert werden, warum in manchen Situationen erwünschte Outcomes erreicht werden konnten oder nicht. Die Verwertung und Aufbereitung der Ergebnisse/des Ergebnisberichts ist darauf fokussiert, dass in übergeordneten Systemen Veränderungsprozesse in Bezug auf gesetzliche Anpassungen, Schaffung von neuen Strukturen und Organisationen etc. angeregt werden, um die gesundheitlichen Belange von gefährdeten Zielgruppen, einer Gemeinschaft, von Familien und Individuen zu optimieren. In Gemeinden sollen davon ausgehend Interventionen angepasst sowie die Betreuung und Unterstützung von Familien optimiert und die Unterstützungsleistungen angepasst werden können. Die Präsentation und Diskussion der Ergebnisse mit allen Verantwortlichen im Gesundheitssystem ist deswegen ein entscheidender Aspekt der abschließenden Betrachtungen.

Eine solche Umsetzung des *Public Health Nursing Process* in Österreich kann unter Einbeziehung aller Verantwortlichen einer Region sowie unter Einbeziehung von Public-Health-Expert*innen bereits stattfinden.

Die Kenntnis hinsichtlich *Health Status Indicators* muss ebenfalls gegeben sein. Der Kompetenzerwerb hinsichtlich des Umgangs mit entsprechenden Assessments, wie z.B. dem *Community Health Assessment* (siehe Kap. 5.1), sollte in den Ausbildungscurricula jedes Bachelorstudiengangs der Gesundheits- und Krankenpflege bzw. in den entsprechenden Masterstudiengängen oder Weiterbildungen für *Community Health Nursing* verankert werden.

Die kontinuierliche Zusammenarbeit in einem interdisziplinären und multiprofessionellen Team ermöglicht es, jederzeit eine fehlende Expertise oder noch nicht erworbene Kompetenzen durch das Hinzuziehen der entsprechenden Expert*innen zu kompensieren. Eine gemeinsame, kontinuierliche Weiterentwicklung sowie ein erweiterter Kompetenzerwerb aller Beteiligten werden damit ermöglicht.

Viele der Interventionen des *Public Health Nursing Process* können jedoch bereits von Diplomierten Gesundheits- und Krankenpflegepersonen des Gehobenen Dienstes in Österreich durchgeführt werden und sind auch gesetzlich im GuKG verankert (siehe Kap. 1.4 sowie 1.5). In den nachfolgenden Ausführungen wird nun anhand des sogenannten *Public Health Intervention Wheels* auf Interventionsbereiche einer Pflegeperson in einer Public-Health-bezogenen Rolle, der Rolle einer *Community Health Nurse,* eingegangen. Eine Analyse und Diskussion der Gegebenheiten in Österreich und im deutschsprachigen Raum erfolgt ebenfalls.

## 3.2 Public Health Intervention Wheel: Interventionsbereiche im Aufgabenfeld einer Community Health Nurse

Auf der Homepage des *Department of Health* im amerikanischen Bundesstaat Minnesota und in den ständig aktualisierten Ausgaben der Publikation *Public Health Nursing. Population-Centered Health Care in the Community* von Stanhope und Lancaster (2020) sowie in der Publikation von Keller, Strohschein, Lia-Hoagberg und Schaffer (2004) ist das *Public Health Intervention Wheel* dargestellt und umfassend erläutert. Diesen Interventionen liegen Ergebnisse eines *Grounded-Theory*-Prozesses zugrunde, der von Pflegewissenschafter*innen mit Expertise im Bereich *Public Health Nursing* in den 1990er-Jahren durchgeführt wurde. Der Anlass dazu war eine zuvor erfolgte Debatte im Rahmen einer Gesundheitsreform, in welcher der Beitrag von *Public Health Nursing* und dessen *Health Impact* auf die öffentliche Gesundheit diskutiert wurden. Dabei zeigte sich, dass Unklarheit bezüglich des Beitrags von *Public Health Nursing* zur Verbesserung der Gesundheit der Gesellschaft bestand. Ausgehend davon wurde durch diese wissenschaftlich fundierte Vorgehensweise der Beitrag der Pflegepersonen in Public-Health-bezogenen Handlungsfeldern analysiert und in Form eines *Public Health Intervention Wheels* dargestellt. Viele weitere Publikationen zeigen, dass dieses *Public Health Intervention Wheel* über die Jahrzehnte immer wieder neu thematisiert und damit aktualisiert wurde.

Auch im deutschsprachigen Bereich bezieht sich die Debatte bei Gesundheitsreformen immer wieder auf die Rolle von Pflegepersonen in der Primärversorgung. Da es in der Primärversorgung jedoch noch wenig Erfahrungen mit Pflegepersonen in Public-Health-bezogenen Rollen gibt, können von diesen Ergebnissen des Grounded-Theory-Prozesses wertvolle Ableitungen für die Umsetzung der Aufgaben in diesen Handlungsfeldern im deutschsprachigen Kontext und vor allem für die Versorgung im österreichischen Gesundheitssystem getroffen werden. Die Tatsache, dass die Rahmenbedingungen der jeweiligen Gesundheitssysteme an sich sehr verschieden organisiert und aufgebaut sind, kann in diesem Zusammenhang vernachlässigt werden.

Wie im *Public Health Nursing Process* schon aufgezeigt wurde, ist der erste Prozessschritt, die erste Intervention einer *Community Health Nurse*, die Erfassung der individuellen Gegebenheiten in einer Region. Gesundheitsgefährdende und -fördernden Aspekte werden individuell und regionsspezifisch erfasst. Auf diese Weise können alle Ziele und Interventionen ausgehend von den Gegebenheiten und Eigenheiten des jeweiligen Gesundheitssystems geplant und umgesetzt werden. Eine *Community Health Nurse* kann selbstverständlich auch nur unter den gesetzlichen Rahmenbedingungen agieren, die gegeben sind. Die jeweiligen gesetzlich verankerten Delegationsverpflichtungen gehören natürlich zu den wesentlichen Faktoren, die bei einer Umsetzung in verschiedenen Gesundheitssystemen beachtet werden müssen. Eine *Community Health Nurse* kennt die gesetzlichen Gegebenheiten und wird bei Interventionen, die nicht den gesetzlichen Vorgaben entsprechen, entsprechend ihrem Rollenverständnis die Zusammenarbeit mit den jeweiligen Gesundheitsberufen organisieren. So wird es möglich, dass die entsprechende Intervention in der identifizierten Fallsituation trotzdem durchgeführt werden kann.

In der nachfolgenden Abbildung wird das *Public Health Intervention Wheel* mit den verschiedenen Interventionsbereichen auf den verschiedenen Ebenen dargestellt.

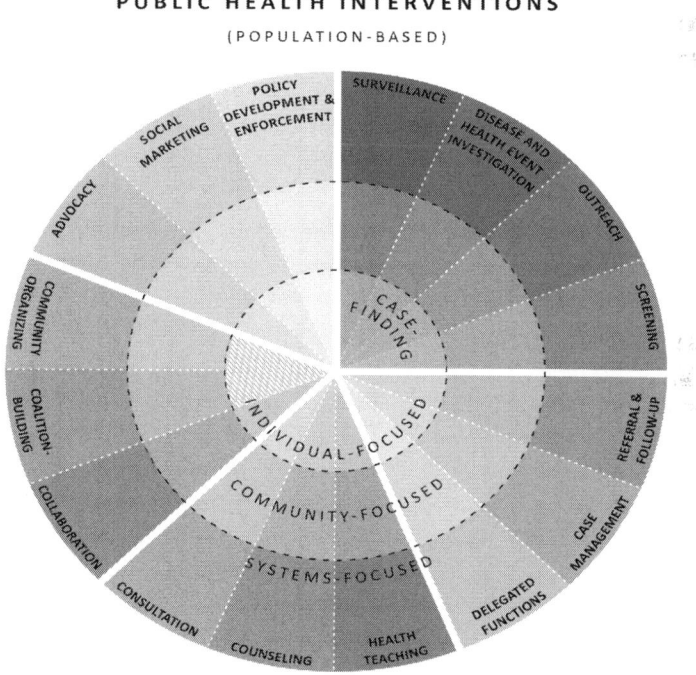

**PUBLIC HEALTH INTERVENTIONS**

(POPULATION-BASED)

**Abb. 2:** *Public Health Intervention Wheel* (Quelle: Minnesota Department of Health, 2021)

In diesem *Public Health Intervention Wheel* werden 17 Interventionen integriert in die drei verschiedenen Ebenen abgebildet. Diese Interventionen können aus einer Kombination der verschiedenen Ebenen oder aus mehreren Interventionen gleichzeitig bestehen. Insgesamt erhöhen sie jedoch die Wahrscheinlichkeit, die Gesundheit von Individuen und Familien, Gemeinschaften und Gemeinden zu verbessern sowie das Verständnis hinsichtlich notwendiger Veränderungsprozesse in übergeordneten Systemen zu erhöhen. Alle Interventionen auf allen Ebenen können auch unabhängig voneinander von den Pflegepersonen durchgeführt werden, außer es ist eine gesetzlich geregelte Delegation von anderen Gesundheitsprofessionen erforderlich (Keller/Strohschein/Lia-Hoagberg/Schaffer, 2004; Keller/Strohschein/Briske, 2010).

In den nachfolgenden Ausführungen wird vertiefend auf diese verschiedenen farblich hervorgehobenen Interventionsbereiche mit Bedeutung für die Aufgaben einer Community Health Nurse eingegangen.

Am Anfang jeder Auseinandersetzung mit einem Interventionsbereich zeigt ein Überblick eine Gegenüberstellung der englischen Fachbegriffe und der deutschen Übersetzung. Die deutsche Übersetzung wurde ausgehend vom Verständnis der Verfasserinnen hinsichtlich dieser Begrifflichkeiten vorgenommen. Die grundsätzlichen Erläuterungen zu den Interventionsbereichen lehnen sich an die Ausführungen in den Quellenangaben an, die im Zusammenhang mit dem *Public Health Intervention Wheel* in diesem Kapitel (Kap. 3) bereits angeführt worden sind. Die weiterführenden, vertiefenden Auseinandersetzungen, bezogen auf die Bedeutung im deutschsprachigen Kontext sowie auf die österreichische Gesetzgebung, ergeben sich aus der beruflichen Expertise der Verfasserinnen.

## 3.2.1 Roter Interventionsbereich – Public Health Intervention Wheel

| *Case finding*: | Identifizierung von Fallsituationen: |
|---|---|
| Surveillance | • Überwachung und Kontrolle gesundheitsgefährdender Prozesse |
| Disease and health | |
| event investigation | • Ermittlung von Erkrankungen und gesundheitsgefährdenden Faktoren |
| Outreach | |
| Screening | • soziales Engagement |
| | • systematische Überprüfung in Form von Screenings |

In diesem Interventionsbereich steht das sogenannte *Case Finding* im Vordergrund. Es geht um die Identifizierung von Fallsituationen, in denen sich gesundheitsgefährdende und -fördernde Faktoren und Prozesse analysieren lassen. Die fortlaufende und systematische Sammlung, Analyse und Interpretation von Gesundheitsdaten und -informationen einer Gemeinschaft mit den jeweiligen Auswirkungen auf die Individuen und Familien, die in dieser Gemeinschaft leben, muss durchgeführt werden. Fakten, Daten und Informationen, Ereignisse und Herausforderungen, die die Gesundheit beeinflussen können, müssen durch sogenannte *Community Health Assessments* systematisch erfasst, beobachtet, aufgezeigt und beschrieben werden. Davon ausgehend können eine Analyse und eine Interpretation gesundheitsförderlicher und -gefährdender Faktoren und Prozesse erfolgen. Die Ursachen von gesundheitlichen Gefährdungen können festgestellt, betroffen Fälle identifiziert und die Analyse anderer, die Gesundheit beeinflussender Risikofaktoren kann erfasst werden. Zur Veranschaulichung wird in Kap. 5.1 das Beispiel der Durchführung eines *Community Health Assessments* in Österreich aufgezeigt und erläutert.

Zweck und Ziel der Erfassung und Analyse dieser Daten und Informationen ist die Planung und Implementierung sowie nachfolgende Evaluierung von evidenzbasierten und nachhaltigen Public-Health-bezogenen Interventionen. Besonders gefährdete Zielgruppen mit Risikofaktoren sowie Gemeinschaften oder Familien, in denen die Gesundheit geschützt oder gefördert werden sollte, können auf diese Weise erfasst und gezielte Interventionen gesetzt werden. Eine Entscheidung bezüglich der Bestimmung effizienter Kontrollmechanismen kann getroffen werden.

In einer Gemeinschaft, in der sich ein sehr hoher Prozentsatz an Menschen mit Übergewicht sowie Adipositas bei älteren Menschen zeigt, könnte z.B. das Fehlen von zielgruppengerechten Freizeit- und Sportangeboten zu den ursächlichen Faktoren gehören. Aber auch soziale Faktoren wie ein geringer Bildungsgrad und ein daraus resultierendes geringes Gesundheitsbewusstsein hinsichtlich der Bedeutung von Ernährung und Bewegung für die Gesundheit, wenig finanzielle Ressourcen oder auch die Verfügbarkeit gesunder, hochwertiger Nahrungsmittel etc. könnten ursächliche Faktoren für eine regional gehäuft auftretende gesundheitsgefährdende Entwicklung sein.

Eine Einschätzung und Beurteilung der Situation hinsichtlich der Implementierung wirksamer, evidenzbasierter und sinnvoller gesundheitsfördernder Interventionen muss getroffen werden. Die Steigerung der Gesundheitskompetenz muss immer übergeordnetes Ziel der Interventionen sein. Die Verfügbarkeit von unterstützenden Angeboten und Gesundheitsleistungen in der Region muss erfasst und fehlende Leistungsangebote müssen ausgeglichen werden. Darüber hinaus gilt es auch, Gesundheitsrisiken zu erkennen, die sich nicht offensichtlich zeigen. Durch Screeningverfahren muss auch die Möglichkeit geschaffen werden, Individuen mit unerkannten Gesundheitsrisiken oder asymptomatischen Krankheitsumständen in Gemeinschaften zu identifizieren – ein Interventionsbereich, der gerade in der aktuellen Pandemie von großer Bedeutung ist. Eine *Community Health Nurse* könnte bei Screeningverfahren in der jeweiligen Gemeinde einen wertvollen Beitrag zur Früherkennung von z. B. Mutationen des Coronavirus SARS-Cov-2 im Rahmen der Covid-19-Pandemie leisten – in Österreich ist entgegen internationaler Gegebenheiten diesbezüglich jedoch nur eine Mitwirkung möglich. Auch in der Durchführung des *Contact Tracings* bringen die Sozial- und Fachkompetenz sowie die kontinuierliche Anwesenheit und Nähe der *Community Health Nurse* zu den Menschen in der Gemeinde viele Vorteile. In enger interdisziplinärer, multiprofessioneller Zusammenarbeit könnten z. B. gefährdende Verhaltensmuster von Menschen in einer Gemeinde frühzeitig erfasst werden. Durch den gezielten Beziehungsaufbau zu diesen Personen könnte eine Klärung der ursächlichen Faktoren mit darauffolgenden partizipativen, interaktiv gestalteten Informationsgesprächen erfolgen und diesem gesundheitsgefährdenden Verhalten entgegengewirkt werden.

Dieser Interventionsbereich, welcher auch als erster Prozessschritt im *Public Health Nursing Process* beschrieben ist, erweist sich als identisch mit dem ersten Prozessschritt im pflegediagnostischen Prozess (siehe Kap. 5.3). Die Durchführung des pflegediagnostischen Prozesses ist gesetzlich verankert und wird in Österreich auch bereits seit vielen Jahren durch Pflegepersonen des Gehobenen Dienstes durchgeführt. Ein entsprechendes Rollen- und Gesundheitsverständnis sowie die Einbeziehung von entsprechenden Public-Health-bezogenen Assessments ermöglichen die Erfassung von Daten und Informationen sowie Verständnis in Bezug auf den Umgang mit diesen Daten und Informationen. Auch hier kann dieser

Kompetenzerwerb durch die Zusammenarbeit in einem interdisziplinären und multiprofessionellen Team kontinuierlich erweitert werden.

## 3.2.2 Grüner Interventionsbereich – Public Health Intervention Wheel

| *Grüner Bereich* | |
|---|---|
| **Referral und Follow-up** | Weitervermittlung und Nachbetreuung |
| **Case Management** | Case Management |
| **Delegated functions** | Delegationsfunktionen |

Eine *Community Health Nurse* begleitet die Menschen in einer Gemeinde von der Geburt bis zu ihrer letzten Lebensphase und kann daher durch längerfristige Beobachtungen und Kenntnisse der Gegebenheiten frühzeitig Gesundheitsgefährdungen erkennen. Die entsprechende Qualität der Beziehung und auch das nötige Vertrauen zu alleinlebenden Menschen sowie zu Familien können auf diese Weise aufgebaut werden. Dies erweist sich als wichtige Voraussetzung bei der geplanten Umsetzung von Interventionen im Rahmen eines effizienten Case Managements, wo auch eine Weitervermittlung an andere Gesundheitsberufe sowie eine kontinuierliche Nachbetreuung notwendig sind, um gesundheitsgefährdenden Prozessen nachhaltig entgegenwirken zu können.

Wenn bei Menschen, die alleine leben, oder bei Familien Risikofaktoren frühzeitig identifiziert worden sind, kann die *Community Health Nurse* in enger interdisziplinärer Zusammenarbeit mit Ärzt*innen und Therapieberufen die Einzelpersonen und Familien bei der Umsetzung von evidenzbasierten, präventiven Maßnahmen unterstützen. Einem gesundheitsgefährdenden Geschehen mit längerfristigen Auswirkungen kann man auf diese Weise entgegenwirken.

Eine *Community Health Nurse* kennt im Idealfall auch die Ressourcen einer Einzelperson oder einer Familie bzw. verfügt über die notwendigen Kompetenzen, diese Ressourcen mittels geeigneter evidenzbasierter Instrumente zu erfassen. Die Kenntnis der eigenen Ressourcen ist für die Einzelperson und für die Familie notwendig, um sie bei der Bewältigung von gesundheitlichen Herausforderungen gezielt einsetzen zu können.

Entsprechend dem salutogenetischen Gesundheitsverständnis geht es neben dem Erkennen von Risiken vor allem um diese Unterstützung bei der Erkennung eigener Ressourcen und Bewältigungsstrategien, die bei einzelnen Menschen und Familien sehr verschieden sein können. Infolgedessen sind nicht bei allen dieselben Angebote und Gesundheitsleistungen zielführend und hilfreich. Das muss bei jeder Weitervermittlung an andere Gesundheitsberufe und bei jeder Evaluierung im Rahmen der Nachbetreuung beachtet werden.

Um diese individuelle Form der Unterstützung mit evidenzbasierten Interventionen anbieten zu können, braucht es ein effizientes Case Management.

Case Management wird von Ewers (2005, S. 56) beschrieben als „[…] kooperativer Prozess, in dem Versorgungsangebote und Dienstleistungen erhoben, geplant, implementiert, koordiniert, überwacht und evaluiert werden, um so den individuellen Versorgungsbedarf eines Patienten mittels Kommunikation und verfügbarer Ressourcen abzudecken". Darüber hinaus verfolgt Case Management das Ziel, „alle nur möglichen involvierten Parteien eines Falles, wie die Patientinnen oder Patienten selbst, Angehörige, verschiedene Professionen, Dienstleister, Kostenträger und so weiter nützlich zu verbinden" (Ewers, 2005, S. 57).

Dieses Verständnis der Rolle einer Case Managerin entspricht auch dem Verständnis der Rolle einer *Community Health Nurse*. Effizientes Case Management muss aber die Selbstbefähigung und die Ermächtigung von Individuen und Familien, in Bezug auf gesundheitliche Belange selber etwas tun zu können, fördern. Das Ziel muss eine nachhaltige Verbesserung der Gesundheitskompetenz sein. Nussbaumer (zit. nach von Reifnitz, 2015) weist darauf hin, dass Case Manager*innen als Supporter*innen bei der Entwicklung von Lebensstrategien helfen. Die Ressourcen sollen beim Klientel und im Umfeld ausfindig gemacht werden und Mittel und Wege aufgezeigt werden, die zur Selbstständigkeit – und sei sie noch so klein und unscheinbar – beitragen können.

Bei der Umsetzung eines effizienten Case Managements können auf allen drei Ebenen der Public-Health-bezogenen Handlungsfelder Interventionen notwendig werden.

Pflegepersonen des Gehobenen Dienstes können darüber hinaus auch in der Primärversorgung als *Community Health Nurses* mit Pflegefachassistent*innen und Pflegeassistent*innen zusammenarbeiten. Assistenzberufe der Pflege werden befähigt, auf Anordnung von Angehörigen des Gehobenen Dienstes sowie Ärzt*innen fachgerecht und unter entsprechender Aufsicht Interventionen betreffend § 15 GuKG durchzuführen. Bezogen auf die einzelnen Phasen des Pflegeprozesses sind sie befugt, bei der Erstellung mitzuwirken. Diese gesetzliche Regelung, ausgehend vom GuKG, hat gerade in Zeiten einer Pandemie besondere Bedeutung. Falls die notwendigen Ressourcen durch mobile Pflege- und Betreuungsorganisationen in einer Region nicht ausreichen, könnte eine *Community Health Nurse* durch den Aufbau eines Pflegeteams pflegespezifische und vor allem auch ärztliche Interventionen bestmöglich unterstützen. Gerade in besonders herausfordernden Situationen mit mangelnden Ressourcen kann auf diese Weise ein wertvoller unterstützender Beitrag zur Bewältigung der Erkrankung von Einzelpersonen und Familien sowie zur Eindämmung der Risken rund um ein Infektionsgeschehen geleistet werden.

Ausgehend von den Erkenntnissen rund um die beobachteten und erfassten Bedürfnisse und den Bedarf von einzelnen Menschen und ihren Familien sowie den Gemeinschaften in einer Region können notwendige Optimierungsprozesse zur Verbesserung der Gesundheit für politisch Verantwortliche und Entscheidungsträger*innen aufgezeigt und angeregt werden.

Als sehr bedeutende Interventionsebene erweist sich diesbezüglich der blaue Bereich des *Public Health Intervention Wheels*.

### 3.2.3 Blauer Interventionsbereich – Public Health Intervention Wheel

| Blauer Bereich | |
| --- | --- |
| **Health Teaching** | Gesundheitslehre – Edukation |
| **Counselling** | Beratung und psychosoziale |
| **Consultation** | Betreuung |

Auf dieser Interventionsebene ist die Veränderung von Wissen, Gewohnheiten, Verhalten, Werten, Überzeugungen und Praktiken in Bezug auf gesundheitliche Aspekte auf allen drei Ebenen von großer Bedeutung.

Der Aufbau einer vertrauensvollen Beziehung ist, wie bei jeder Intervention, der entscheidende erste Schritt. In diesem Interventionsbereich werden die sogenannte Gesundheitslehre im Sinne einer edukativen Vorgehensweise, in die auch die Beratung inkludiert ist, und die psychosoziale Betreuung thematisiert. Diese Interventionen erweisen sich als wertvolles Instrument, um die betroffenen Menschen zur Selbstpflege sowie zur Optimierung eigener Bewältigungsstrategien zu befähigen, sodass sie mit gesundheitlichen Herausforderungen besser umgehen können. Ziel ist die Erlangung, Stärkung und Verbesserung von Gesundheitskompetenz.

Im Rahmen einer psychosozialen Betreuung, die auch Pflegepersonen des Gehobenen Dienstes in Österreich durchführen (§ 14 GuKG), befasst sich eine *Community Health Nurse* darüber hinaus auch mit den Anliegen der Gemeinde, mit den übergeordneten Systemen, der Familie oder dem Individuum auf emotionaler Ebene. In Kap. 5.2 wird auf diese sehr bedeutende Thematik für das pflegerische Handeln auf der Ebene der Familie noch vertiefend eingegangen.

Natürlich werden Interventionen in diesem Bereich sehr häufig auch von Ärzt*innen, von Psychotherapeut*innen oder Sozialarbeiter*innen durchgeführt. In der jeweiligen individuellen Fallsituation wird je nach Thematik oder gesetzlichen Gegebenheiten, aber auch je nach den in der Region erreichbaren Gesundheitsberufen entschieden werden, welche Berufsgruppe die jeweilige Intervention durchführen wird.

Die Identifizierung der Fallsituation mit den betroffenen Menschen, die diese Interventionen benötigen, ist ein entscheidende Faktor in der Rolle der *Community Health Nurse* im Rahmen dieser Thematik.

Unabhängig davon, welche Berufsgruppe die Intervention durchführt, soll ein gemeinsamer Prozess, eine Suche nach Informationen zur Generierung von optionalen Lösungen bei wahrgenommenen Problemen oder Gesundheitsgefährdungen erfolgen. Interaktive Problemlösungsstrategien können, wenn der Bedarf gegeben ist, gemeinsam mit den betroffenen Menschen auf allen drei Ebenen generiert werden.

Um bei der Generierung von Problemlösungsstrategien mit pflegerischer Kompetenz unterstützen zu können, braucht es edukative Kompetenzen. Die kontinuierliche Weiterentwicklung der Thematik Familien- und Patientenedukation erweist sich im deutschsprachigen Kontext als geeignete Interventionsebene, um pflegespezifische Interventionen in diesem Bereich durchführen zu können.

### 3.2.3.1 Familien- und Patientenedukation

Auf der Homepage des Netzwerks für Patienten- und Familienedukation (2021) werden als Kurzdefinition für den Begriff Patientenedukation alle pädagogischen bzw. psychologischen Maßnahmen zur Verbesserung des Gesundheitszustandes und des Kohärenzgefühls im Sinne eines saluto-genetischen Gesundheitsverständnisses der Patientin oder Pflegebedürfti-gen sowie der Familie verstanden. Unter dem Aspekt der Zielsetzung der pflegerischen Interventionen ist dabei Alltagskompetenz die wesentliche Zielgröße. Das bedeutet, dass es das Ziel jeglicher Interventionen sein muss, Menschen zu befähigen und zu bemächtigen, ihren Alltag trotz gesundheitlicher Herausforderungen bestmöglich selbstständig und auto-nom zu bewältigen.

Im sogenannten *Wittener Konzept der pflegebezogenen Edukation* werden von der Pflegewissenschaftlerin Abt Zegelin (2002) drei pflegespezifische Interventionen unterschieden:

- Information: gezielte Mitteilung, Bereitstellung verschiedener Medien, Vermittlung relevanter Adressen in einem offenen Angebot, Recher-chehilfen;
- Schulung: zielorientiertes, strukturiertes und geplantes Vermitteln von Wissen und Fertigkeiten;
- Beratung: ergebnisoffener, dialogischer Prozess, in dem eine individu-elle und bedürfnisgerechte Lösung der Herausforderungen vorbereitet wird.

Auf diese drei Bereiche, die bis auf die Mitwirkung bei der Informations-weitergabe nur dem Gehobenen Dienst der Pflege vorbehalten sind, wird nachfolgend vertiefend eingegangen. Information, Kommunikation und Begleitung dürfen lt. § 83 Abs. 2 Z4 GuKG auch Assistenzberufe durch-führen.

## Informationsvermittlung

Die Weitergabe und Vermittlung von Informationen in Form von Informationsgesprächen oder der Aufbereitung von Informationsmaterial sind bedeutsam für die Optimierung von Gesundheitskompetenz in der Bevölkerung. Von Bedeutung ist bei jeder Art von Informationsvermittlung, dass aktuelles, evidenzbasiertes Wissen vermittelt wird. Die Informationen müssen darüber hinaus an die Sprache, das Bildungsniveau und den Bewusstseins- und Gemütszustand der Menschen, Familien und Gemeinschaften, die informiert werden sollen, angepasst werden. Bei einem Informationsgespräch ist außerdem die Evaluierung ein unverzichtbarer und notwendiger Prozessschritt, um zu erfassen, ob die Informationen bei den Menschen und ihren Familien etc. überhaupt angekommen sind. Noch offen gebliebene Fragen können geklärt und Unklarheiten beseitigt werden. Nur so kann sichergestellt werden, dass die gegebenen Informationen bei den Menschen, für die sie bestimmt sind, auch tatsächlich angekommen sind.

Auf der Homepage des Netzwerks für Familien- und Patientenedukation (2020) sind evidenzbasierte Gesprächsleitfäden zu den verschiedensten pflegespezifischen Themenbereichen zu finden. Die Konzeptentwicklung dieser Gesprächsleitfäden ist ausführlich beschrieben.

## Schulung und Anleitung

Unter Schulung und Anleitung verstehen auch Hummel-Gaatz und Doll (2007) einen zielgerichteten und in Schritten geplanten Prozess, um betroffene Menschen mit Wissen und Fertigkeiten vertraut zu machen. Der betroffene Mensch stellt sein Alltagswissen, die Pflegeperson das Fachwissen zur Verfügung.

Nach den Ausführungen auf der Homepage des Netzwerks für Patienten- und Familienedukation in der Pflege e.V. (2019) und nach Segmüller (2017) erweisen sich Mikroschulungen für die Vermittlung einzelner Sequenzen als geeignet. Wenn z.B. nach einer Entlassung aus dem Krankenhaus ein betroffener Mensch das Injizieren einer Injektion selbst erlernen oder im Umgang mit Dosieraerosolen geschult werden muss, sind Mikroschulungen ein geeignetes Instrument. Damit können der betroffene

Mensch oder die Angehörigen befähigt werden, Herausforderungen dieser Art zu bewältigen.

Als einer der vielen Vorteile einer Pflegeperson in der Rolle einer *Community Health Nurse* im österreichischen Gesundheitssystem zeigt sich, dass diese Pflegeperson über den Public-Health-bezogenen Tätigkeitsbereich hinaus jederzeit auch Interventionen im Rahmen der Mitwirkung im medizinisch-diagnostischen und therapeutischen Bereich übernehmen kann, falls der Bedarf gegeben ist. Natürlich wird sie dies entsprechend ihrer kooperierenden und koordinierende Rolle nur tun, falls in der Region ansonsten keine Ressourcen gegeben sind. Aber die berufliche Erfahrung zeigt, dass solche Situationen im realen Alltag durchaus gegeben sein können.

Neben Mikroschulungen für einzelne Sequenzen sind komplexere Schulungsprogramme, z. B. für die Unterstützung bei der Bewältigung von chronischen Erkrankungen, von Bedeutung. Vor allem für die Bewältigung der Auswirkungen rund um die Erkrankung Diabetes mellitus werden bereits qualitativ sehr hochwertige, komplexe Schulungsprogramme angeboten. Das Ziel dieser komplexen Schulungen ist es, die Menschen zu befähigen und dabei zu unterstützen, ihre Erkrankung verstehen zu lernen, um alle mit dieser Erkrankung verbundenen Konsequenzen in einem längerfristigen Prozess bewältigen zu können. Der Umgang mit z. B. dem Blutzuckergerät oder mit der Verabreichung von Insulineinheiten kann im Rahmen solcher Schulungen erlernt werden, Themen wie Lifestyle-Modifikation in Bezug auf Ernährung und Bewegung können angesprochen und durch Beratungsgespräche die Bewältigung individueller Herausforderungen in einem gemeinsamen Beratungsprozess begleitet werden. Die betroffenen Menschen lernen auf diese Weise mit ihren Familien oder Bezugspersonen, die Auswirkungen ihrer Erkrankungen zu verstehen, alles, was im Umgang mit der Erkrankung notwendig ist, zu bewältigen, und die Erkrankung mit all ihren Auswirkungen ins Leben zu integrieren.

Schulungen finden dabei in unterschiedlichen Konstellationen statt. Sie können mit Einzelpersonen, aber auch mit Gruppen, in welche die Angehörigen einbezogen werden, oder mit diagnosebezogenen Gruppen durchgeführt werden. Es stehen bereits qualitativ sehr hochwertige Schulungsprogramme zur Verfügung wie das Diabetesschulungsprogramm

(MEDIAS) oder das Epilepsieschulungsprogramm (MOSES) (Segmüller, 2017). Die Umsetzung solcher komplexen Schulungen sollte bei allen chronischen Erkrankungen konzipiert und regional angeboten werden können.

Solche Schulungen werden im Idealfall interdisziplinär und multiprofessionell entwickelt und unter den Gegebenheiten und Ressourcen einer Region angeboten. Eine *Community Health Nurse* kann solche Schulungen gemeinsam mit einem interdisziplinären Team entwickeln und ausgehend von den Gegebenheiten und Ressourcen in der jeweiligen Region anbieten.

### Beratung

Beratung wird von Hummel-Gaatz und Doll (2007, S. 1) beschrieben als „[...] Beziehungsprozess zwischen Pflegekräften und Patienten/Patientinnen bzw. seiner/ihrer Bezugspersonen mit dem Ziel, sie bei der Krankheits- und Krisenbewältigung zu unterstützen. Dies geschieht durch Unterstützung bei Problemen, Unterstützung beim Finden von Entscheidungen, Fördern, Entdecken und Erhalten von Ressourcen sowie durch Unterstützung beim Auseinandersetzen mit veränderten Lebensumständen und den daraus resultierenden Emotionen".

Das übergeordnete Ziel der Beratung ist es, den Menschen dabei zu unterstützen, das Leben befriedigender und erfüllter zu erleben (§ 12, GuKG). Entwicklungsprozesse und darin enthaltene spezifische Probleme können angesprochen und gelöst werden. Die nach Unterstützung suchenden Menschen werden dabei unterstützt, Krisen zu bewältigen, Entscheidungen zu treffen, Einsicht und Wissen zu gewinnen und innere Konflikte zu bearbeiten sowie Beziehungen zu verbessern (Becker, 2017, S. 42).

Ein Beratungsgespräch zielt dabei – wie auch die Definition zeigt – nicht darauf ab, ein Ziel zu planen und zu erreichen. Der Prozess der Beratung ist dominiert vom individuellen Menschen bzw. von der Familie, um die es geht. Beratung ist ein ergebnisoffener Dialog, in dem die Menschen, die dies betrifft, bestimmen, wohin die Reise geht.

Auch die Beratung ist ein Interventionsbereich, in dem die Zusammenarbeit mit Psycholog*innen und Psychotherapeut*innen von größter Bedeutung ist. Jedoch zeigt sich, dass pflegespezifische Interventionen der Familien- und Patientenedukation im Sinne der Förderung der Gesundheit, Gesundheitskompetenz und Prävention zu verstehen sind. Solche Interventionen sind ebenso wie die psychosoziale Betreuung als pflegerische Interventionen im österreichischen GuKG § 14, Abs. 2 Z 17, verankert. Nachfolgend wird zum besseren Verständnis vertiefend darauf eingegangen.

## 3.2.3.2 Familien- und Patientenedukation als Intervention der Gesundheitsförderung

Edukative pflegerische Interventionen erweisen sich als geeignetes Instrument für die prozesshafte Begleitung von einzelnen Menschen, Familien und Gemeinschaften sowie auch für die Anregung von Veränderungsprozessen für Verantwortliche in übergeordneten Systemen.

Auf der Homepage des Netzwerks für Familien- und Patientenedukation (2020) zeigt eine inhaltliche Auseinandersetzung mit diesen edukativen Kompetenzen und den Grundhaltungen des salutogenetischen Gesundheitsverständnisses, die mit der Entwicklung eines Kohärenzgefühls einhergehen, deren Bedeutung für die Gesundheitsförderung und damit für die Optimierung der Gesundheitskompetenz der Bevölkerung auf. Eigene Erkenntnisse aus jahrelanger vertiefter Auseinandersetzung mit der Thematik ergänzen die nachfolgenden Ausführungen.

### *Grundhaltung des Kohärenzgefühls – Verstehbarkeit – das Gefühl, etwas verstehen zu können – sich selber verstehen können*

Entscheidend für die Entwicklung und Optimierung dieser Grundhaltung ist, ob Menschen das Geschehene und Erklärungen rund um diese Ereignisse als strukturiert, klar informierend, übereinstimmend und zusammenhängend erleben. Denn nur so wird es ihnen ermöglicht, das Erlebte in ihre kognitive Welt einzuordnen. Basis dafür können evidenzbasiert aufbereitete Informationen über Krankheit, Ursachen, Einflüsse und Behandlung sein. Diese müssen nach österreichischer Gesetzgebung immer zuerst von ärztlicher Seite gegeben werden. Pflegepersonen des Gehobenen Dienstes als Ansprechpartner*innen führen Informationsgespräche zur Erläuterung und zum besseren Verständnis der Inhalte durch. Optionen zur Alltagsbewältigung können durch komplexe Schulungen und Beratungsgespräche erarbeitet werden. Die Möglichkeiten der Betroffenen sowie die Wahrnehmung von günstigen Zeitpunkten, an denen z. B. keine emotionale Überlagerung und kein hoher Grad an Überforderung gegeben sind, müssen dabei beachtet werden.

Wissen sollte in vielfältiger und komplexer Weise aufbereitet werden. Über rein reproduzierbare Fakten hinaus müssen Prinzipien verstanden und muss das Wissen praktisch anwendbar werden. Ein Beispiel in Zeiten der Covid-19-Pandemie wäre z. B. die Aufbereitung von Prinzipien hygienischer Hintergründe. Der Mensch möchte das, was er tun muss, auch verstehen. Dies ist ein erster notwendiger Schritt, um eine eigene Motivation zu entwickeln, die dazu führt, Anordnungen von politischer Ebene auch umzusetzen.

Die Fähigkeit, eigene Handlungen zu bewerten, sowie die Fähigkeit, Wissen weiterzugeben, müssen trainiert werden. Je komplexer und vielfältiger Wissen verarbeitet wird, desto eher wird für die Betroffenen die Erkrankung bzw. die gesundheitliche Herausforderung zu einem „beherrschbaren" Problem statt zu einer Bedrohung. Ein starker Praxisbezug bei der Wissensvermittlung sowie das Anknüpfen an vorhandenes Wissen sind dazu notwendig!!

In diese Grundhaltung fällt auch die in den vorhergehenden Kapiteln bereits thematisierte Unterstützung bei der Erfassung der eigenen Ressourcen und Bewältigungsstrategien. Es gilt, sich selber verstehen zu lernen und die eigenen Gefühle und Reaktionen wahrzunehmen, die einem selbst im Zusammenhang mit den Auswirkungen von Erkrankungen, Unfällen oder sonstigen gesundheitlichen Beeinträchtigungen oft nicht immer bekannt und vertraut sind. Es ist wichtig, selbst verstehen zu lernen, warum man gerade reagiert, wie man reagiert, und zu lernen, diese Reaktion zu deuten. Wenn die Bedeutung verstanden werden kann, können daraus wertvolle Ressourcen erkannt und Belastungen erfasst werden – ein wichtiger Prozess des Verstehens, bei dem es Aufgabe der Pflegepersonen ist, Unterstützung und Begleitung anzubieten. Dieser Prozess dient auch dazu, die Optimierung einer Grundhaltung von Handhabbarkeit bzw. Bewältigbarkeit zu beginnen.

## Grundhaltung des Kohärenzgefühls – Handhabbarkeit/ Bewältigbarkeit – das Gefühl, etwas bewältigen zu können

Dieses Gefühl beschreibt die Gewissheit, über ausreichend Ressourcen zu verfügen, um die Herausforderungen bewältigen zu können. Begleitung und Unterstützung bei der Erfassung dieser Ressourcen sind entscheidend für die notwendigen Schritte zur Optimierung der Gesundheitskompetenz. Das Bewusstsein, dass man den Anforderungen gerecht werden kann, bestärkt das Gefühl, im Umgang mit der Erkrankung oder der gesundheitlichen Herausforderung handlungsfähig zu sein. Es ist dies ein Handeln, um ein selbstbestimmtes Ziel auf dem Weg zur Verbesserung der eigenen Gesundheit zur erreichen.

Die Erfahrungen und Möglichkeiten der Betroffenen müssen für diese Handlungsfähigkeit berücksichtigt werden. Zur Aneignung eines meist komplexen Wissens muss dieses entsprechend aufbereitet werden, sodass es der Stärkung der partnerschaftlichen Entscheidungsfähigkeit dienen kann. Häufig müssen manuelle Techniken erlernt werden. Die Betroffene sollte idealerweise über eine Vielzahl an Methoden und Techniken verfügen, die sie in der entsprechenden Situation gezielt einsetzen kann. Komplexe Schulungen können die notwendige Begleitung und Unterstützung im pflegerischen Kontext bieten.

## Grundhaltung des Kohärenzgefühls – Sinnhaftigkeit/Bedeutsamkeit – einen Sinn sehen – die Bedeutung erkennen

In der Realität des Lebens zeigt sich immer wieder, dass Verstehen und Durchführenkönnen alleine oft nicht ausreichen, um die entscheidenden Schritte der Umsetzung zur Optimierung des eigenen Gesundungsprozesses zu setzen! Das Gefühl, dass Einsatz und Mühe sich auch lohnen, muss gegeben sein – die Bewältigung der Herausforderung wird als sinnvoll erlebt. Die Erfahrung, dass das eigene Handeln die Situation auch wirklich beeinflusst, wirkt dabei stärkend und erhöht die Bedeutsamkeit! Die Betroffene wird selbst zur aktiven Teilnehmerin an ihrem individuellen Prozess. Im pflegerischen Kontext ist die Beteiligung am pflegediagnostischen Prozess und an den diesbezüglich geplanten edukativen Interventionen, an Information, Schulung und Beratung als wichtige Voraussetzung für ein positives Outcome gegeben. Dadurch erst kann eine Verknüpfung mit eigenen, neuen Erfahrungen, mit der Selbstkonzeption und eigenen Grundhaltungen wie z. B. ethischen Überzeugungen, religiösen Werten, Glaubenssätzen, kulturellen Orientierungen etc. vor sich gehen und können Erkenntnisse gewonnen werden. Eigene Wertvorstellungen können wieder neu eingeordnet, neue Sinnzusammenhänge, ausgehend von der eigenen Lebenswelt, können erfasst und analysiert werden.

Ausgehend von diesem gesamten edukativen Prozess ist das übergeordnete Ziel vor allem die Erreichung von Gesundheitskompetenz. Nachdem in Kap. 2.4.3 bereits umfassend auf diese Thematik eingegangen wurde, runden ergänzende Inhalte im nachfolgenden Kapitel das Thema ab.

### 3.2.3.3  Gesundheitskompetenz als Ziel der Familien- und Patientenedukation

In einer Publikation auf der Homepage der Plattform für Gesundheitskompetenz (2019) wird darauf hingewiesen, dass Gesundheitskompetenz ein Theorieansatz ist, der auf Ebene der WHO als *Health Literacy* thematisiert wurde. Es wird der umfassende Anspruch formuliert, die Kompetenz zu haben, die eigene Gesundheit zu steuern. Familien- und Patientenedukation zeigen die Möglichkeiten der prozesshaften Begleitung vor allem durch gesundheitsförderliche Interventionen im Sinne der Definition der Gesundheitsförderung als prozesshaften Vorgang. Aufgrund der großen Bedeutsamkeit für die Thematik wird die Definition an dieser Stelle noch einmal angeführt: „Gesundheitsförderung zielt auf einen Prozess, allen Menschen ein höheres Maß an Selbstbestimmung über ihre Gesundheit zu ermöglichen und sie damit zur Stärkung ihrer Gesundheit zu befähigen" (WHO, 1998).

Der Soziologe Wolfgang Dür (2011) geht noch einen Schritt weiter, indem er darauf hinweist, dass nach seinem Verständnis die Kernaussage dieser Definition der WHO ist, dass auch die politischen Verantwortlichen für den Erhalt, die Verbesserung und die Steigerung von Gesundheit nicht allein auf die Wirkungen der medizinischen Versorgung der Bevölkerung vertrauen dürfen – eine entscheidende Aussage, die auch im Jahre 2021 noch große Bedeutung auch für das Rollenverständnis und die Interventionsebenen des Handlungsfeldes *Community Health Nursing* in der Primärversorgung hat.

## 3.2.4 Orangefarbener Interventionsbereich – Public Health Intervention Wheel

| *Orangefarbener Bereich* | |
|---|---|
| Collaboration | Zusammenarbeit und Vernetzung |
| Coalition Building | Organisation von Gemeinschaften |
| Community Organization | |

Vor allem die Vernetzung von verschiedenen Personen oder Organisationen in einer Region ist eine wichtige Aufgabe der *Community Health Nurse*. Diese Vernetzung dient der Erreichung der gemeinsamen Ziele der Verbesserung, Förderung und des Schutzes der Gesundheit der Bevölkerung, die sich auf der Ebene des einzelnen Menschen oder der Familie, der Gemeinde oder in übergeordneten Systemen ergeben. Dabei geht es auf der zweiten und dritten Ebene vor allem um die Verbesserung und Entwicklung von Allianzen/Verbindungen zwischen Organisationen und Institutionen, um diesen gemeinsamen Zweck besser erfüllen zu können. Der Aufbau von Netzwerken ist auch notwendig, um erfasste Probleme und gesundheitsgefährdende Aspekte zu lösen und/oder auch, um örtliche bzw. lokale Führungsstile zu verbessern, damit Gesundheitsprobleme bewusster wahrgenommen, entsprechende Ziele formuliert und Interventionen gesetzt werden können.

Brach et al. (2012) weisen in ihrer Publikation mit dem Titel *Ten attributes of health literate health care organizations* darauf hin, dass es für die Stärkung der Gesundheitskompetenz in einer Gesellschaft der Verbesserung der Rahmenbedingungen und Informationsangebote im Sinne einer gesundheitskompetenten Gestaltung der sozialen Settings und Organisationen bedarf. Mit solchen selbsterklärenden, gesundheitskompetenten Organisationen wird es den Menschen erleichtert, Informationen und Dienste zu finden, zu verstehen und zu benutzen, um für sich selbst passende Gesundheitsentscheidungen zu treffen. Eine *Community Health Nurse* hat die Aufgabe, eine solche Verbesserung der Rahmenbedingungen und Informationsangebote zu initiieren bzw. an einer Verbesserung mitzuwirken. Sie hilft, Gruppen in Gemeinschaften, allgemeine Probleme oder Ziele zu identifizieren, Ressourcen zu erkennen und zu mobilisieren, und sie entwickelt Strategien, um Ziele zu erreichen, die gemeinsam erarbeitet wurden. Innerhalb von Gemeinschaften sollen – ausgehend von den vorhandenen regionalen Ressourcen – Angebote koordiniert, neu organisiert und bereitgestellt sowie deren Effektivität begleitend evaluiert werden. Der Bedarf an nachhaltigen Gesundheitsleistungen soll erfasst und, falls es notwendig erscheint, neu organisiert werden. Gesundheitsleistungen sollen abgestimmt auf den individuellen Bedarf der Region entwickelt werden, wie z. B. Disease-Management-Programme für Menschen mit Übergewicht und Adipositas oder chronischen Herzerkrankungen, für Menschen mit Erkrankungen wie Diabetes mellitus etc.

Sehr häufig werden auch Edukationsprogramme für pflegende Angehörige von Menschen mit demenziellen Erkrankungen benötigt. Diese Edukationsprogramme sollten aber nicht nur für pflegende Angehörige angeboten werden, sondern für alle Dienstleister*innen in einer Gemeinde. Damit erhöht sich die Wahrscheinlichkeit, dass Menschen mit demenziellen Symptomen in einer verständnisvollen Umgebung so lange wie möglich in ihrem vertrauten Umfeld leben können.

Die Umsetzung von Disease-Management-Programmen (DMP) ist von großer Bedeutung und soll in Form von strukturierten Behandlungsprogrammen chronisch Erkrankten dabei helfen, ihre Erkrankung in den Griff zu bekommen und die Lebensqualität zu verbessern und zu erhalten (Institut für Qualität und Wirtschaftlichkeit im Gesundheitswesen [IQWG], 2021). Auch hier kann eine *Community Health Nurse* die Entwicklung von Disease-Management-Programmen initiieren und diese – in Österreich natürlich unter ärztlicher Führung – zusammen mit einem interdisziplinären, multiprofessionellen Team ausgehend von den Ressourcen, Bedürfnissen und dem Bedarf einer Region erstellen.

## 3.2.5 Gelber Interventionsbereich – Public Health Intervention Wheel

| *Gelber Bereich* | |
| --- | --- |
| **Advocacy** | Anwaltschaft für gesundheitliche |
| **Social Marketing** | Belange |
| **Policy Development and Enforcement** | Soziales Marketing |
| | Entwicklung sowie Durch- und |
| | Umsetzung von Strategien |

Das Eintreten für die Rechte und Bedürfnisse der Einzelnen/der Familie/ der Gemeinschaften im Rahmen des Gesundheitssystems ist ein wesentlicher Faktor im Tätigkeitsbereich einer *Community Health Nurse*. Ziel dabei ist es, Individuen, Familien, Menschen in gefährdeten Zielgruppen und in Gemeinschaften zu befähigen, sich selbst zu verteidigen, für die eigenen Rechte einzustehen und sie einzufordern. Ist diese Fähigkeit, sich selber zu verteidigen, jedoch aus den unterschiedlichsten Gründen beeinträchtigt, dann entspricht es der Rolle einer *Community Health Nurse*, die betroffenen Menschen in Anwaltschaft für ihre gesundheitlichen Belange zu unterstützen.

Die Entwicklung und der gezielte Einsatz von kommerziellen Marketingstrategien und Technologien zur Entwicklung von unterstützenden gesundheitsförderlichen Programmen gehört ebenfalls zu den Interventionsbereichen einer *Community Health Nurse*. Auch bei diesen Interventionen ist es das Ziel, Wissen, Einstellungen, Werte, Überzeugungen, Gewohnheiten, Verhalten und Praktiken von gesunden und gesundheitlich beeinträchtigten Menschen im Sinne der Erreichung von Gesundheitskompetenz zu beeinflussen. In diesem Interventionsbereich wird für die Umsetzung der Interventionen eine multiprofessionelle Zusammenarbeit zielführend sein. Kenntnisse über Marketingstrategien sowie über den Umgang mit Technologien sind in den Ausbildungen der Gesundheits- und Krankenpflege noch kaum abgebildet.

Die Entwicklung von gesundheitsförderlichen Strategien und die entsprechende Platzierung gesundheitsspezifischer Themen bei den Verantwortlichen in politischen Gremien erweist sich als Aufgabe von besonderer Bedeutung. Durch das gemeinsame Erfassen von notwendigen

Veränderungen und Bedürfnissen sowie die gemeinsame Erarbeitung von Plänen können Strategien entwickelt werden, die ihren Niederschlag in Gesetzen, Regeln und Regulierungen finden. Eine solche Herangehensweise erhöht die Wahrscheinlichkeit, dass die Menschen einer neuen Gesetzgebung, einer Richtlinie oder Verordnung etc. auch Folge leisten. Die Praxisrelevanz sowie das Verständnis für neue Gesetzgebungen, für Richtlinien und Verordnungen könnten auf diese Weise erhöht werden. In der aktuellen Situation im österreichischen Gesundheitswesen wäre gerade diese *Bottom-up*-Entwicklung von Gesetzen, Richtlinien und Verordnungen etc. ein entscheidender Faktor zur Stärkung der Loyalität der Bevölkerung hinsichtlich notwendiger Interventionen zum Schutz der Einzelnen und ihrer Umgebung und somit zur Bewältigung der Herausforderungen in dieser Zeit der Pandemie.

Um einer *Community Health Nurse* für ihre Rolle der Anwaltschaft für gesundheitliche Belange die notwendige Sicherheit in Bezug auf die österreichische Gesetzgebung geben zu können, wurden in den vorhergehenden Kapiteln bereits einige rechtliche Gegebenheiten aufgeführt. Nachfolgend werden noch die wichtigsten Themenbereiche hinsichtlich des Erwachsenenschutzgesetzes und der Erstellung einer Patientenverfügung erläutert. Die Anwaltschaft für gesundheitliche Belange wird meistens dann thematisiert, wenn Menschen in die Situation kommen oder kommen könnten, selbst nicht mehr entscheidungsfähig zu sein. Mit z. B. der Erstellung einer Vorsorgevollmacht oder einer Patientenverfügung kann der eigene Willen vorzeitig kundgetan werden. Eine *Community Health Nurse* kann als wertvolle Ansprechperson agieren, um mit Informations- und Beratungsgesprächen die Betroffenen bestmöglich informieren und bei der Entscheidungsfindung begleiten zu können.

# 4 Rechtliche Grundlagen für die Anwaltschaft von gesundheitlichen Belangen

Aus dem Demenzbericht des Österreichischen Bundesinstituts für Gesundheit kann abgeleitet werden, dass durch die steigende Lebenserwartung der Bevölkerung und die zunehmende Zahl der an Demenz erkrankten Personen in Österreich die Zahl der erforderlichen Stellvertretungen für jene Personen, die nicht mehr entscheidungsfähig sind, steigen wird (Höfler/Bengough/Winkler/Griebler, 2015). Mit dem Inkrafttreten des 2. Erwachsenenschutz-Gesetzes vom 1. 7. 2018 hat der Gesetzgeber vier Möglichkeiten geschaffen, sich als volljährige Person vertreten zu lassen.

## 4.1 Das Erwachsenenschutzrecht

Das neue Erwachsenenschutzrecht bietet den Betroffenen mehr Autonomie und Selbstbestimmung und dadurch auch die Möglichkeit, ihr Leben noch besser selbst gestalten zu können. Die verschiedenen Vertretungsmodelle sollten, wenn möglich, mit dem Einverständnis der Betroffenen ausgewählt werden. Ziel dieser Maßnahme ist es, die eigene vorhandene bzw. noch vorhandene Entscheidungsfindung durch die Erwachsenenschutzvertretung zu unterstützen. Somit haben die Betroffenen die Chance, ihre Grundbedürfnisse zu befriedigen und damit auch ihre persönliche Lebensqualität zu erhöhen.

Eine bedeutende Aufgabe der *Community Health Nurse* ist es diesbezüglich, Betroffene über die möglichen Varianten der Stellvertretung zu informieren.

Das vorhergehende Sachwalterschaftsrecht hatte die Möglichkeit geschaffen, massiv in die Selbstverwirklichung und Selbstbestimmung der Einzelnen einzugreifen. Ein selbstbestimmtes Leben war ausgehend von dieser gesetzlichen Grundlage nicht immer möglich. Eine Änderung der österreichischen Lösung war unumgänglich. Nach Artikel 12 des UN-Übereinkommens über die Rechte von Menschen mit Behinderung (UN-Behindertenrechtskonvention, BRK) ist es erforderlich, dass diese Menschen die notwendige Hilfestellung erhalten, um ein selbstbestimmtes Leben in der Gesellschaft führen zu können. Die Vertragsstaaten sind verpflichtet, Menschen mit Behinderung in der Ausübung ihrer Rechts- und Handlungsfähigkeit die erforderliche Unterstützung zu gewährleisten (Art. 12 UN-Behindertenrechtskonvention). Diesen Menschen dürfen auch die ebenfalls gesetzlich verankerten Grundrechte nicht untersagt werden. Die UN-Behindertenkonvention hebt insbesondere die Menschenwürde und die Achtung der individuellen Autonomie sowie die persönliche Freiheit und das Diskriminierungsverbot hervor. Diplomierte Pflegepersonen des Gehobenen Dienstes haben die Kompetenz, die Betroffenen dabei zu unterstützen und jegliche Art von Diskriminierung zu verhindern. Im Berufsbild (§ 12 GuKG 2016) ist dies durch die Verpflichtung zur Aufrechterhaltung der höchstmöglichen Lebensqualität verankert. Der Vorrang der Selbstbestimmung vor der Fremdbestimmung wurde im Erwachsenenschutzrecht ausdrücklich verankert und zieht sich seither wie ein roter Faden durch alle notwendigen Entscheidungen bei pflegerischen, therapeutischen oder medizinischen Behandlungen (§ 239 Abs. 1 ABGB).

Juristisch gesehen ist dafür Sorge zu tragen, dass volljährige Personen, die aufgrund einer psychischen Krankheit oder einer vergleichbaren Beeinträchtigung in ihrer Entscheidungsfähigkeit eingeschränkt sind, ihre Angelegenheiten möglichst selbstständig – erforderlichenfalls mit entsprechender Unterstützung – besorgen können. Daraus ergibt sich ein weiteres relevantes Handlungsfeld für eine *Community Health Nurse*. Die juristische Auslegung und Begründung wird nachfolgend erläutert.

## 4.1.1 Handlungs- und Entscheidungsfähigkeit

Die Gesetzgebung zeigt im ABGB § 24 auf, dass unter Handlungsfähigkeit jene Fähigkeit zu verstehen ist, Rechte und Pflichten durch eigenes Handeln zu erwerben. Sie wird mit der Geburt erworben und setzt individuelles Können voraus. Die Entscheidungsfähigkeit ist die faktische Eigenschaft einer Person, die vorliegen muss, um rechtserhebliche Handlungen zu setzen. Die Entscheidungsfähigkeit muss im jeweiligen Einzelfall vorliegen und sich auf die vorzunehmende Rechtshandlung beziehen (Erläut RV 1461 BlgNR 25).

Entscheidungsfähig ist eine Person, die den Zusammenhang und die Folgen ihres rechtlichen Tuns erkennt und sich dementsprechend verhält. Dies wird im Zweifel bei Volljährigkeit vermutet. Die Geschäftsfähigkeit einer Person hängt im juristischen Sinne vom Alter und von der Entscheidungsfähigkeit ab. Durch § 865 ABGB ist geregelt, dass die volle Geschäftsfähigkeit bei allen geistig gesunden Personen ab dem vollendeten 18. Lebensjahr vorliegt. Ob eine Person entscheidungsfähig ist, muss immer an der konkreten Handlung, wie z. B. an der Zustimmung zu einer pflegerischen Maßnahme, an Abschluss und Unterzeichnung von Verträgen etc. beurteilt werden. Dies bedeutet, dass sich aus der Handlungsbezogenheit auch die Entscheidungsfähigkeit ergibt. Die Entscheidungsfähigkeit kann, muss aber nicht immer vorliegen (5 OB 145/19p [3.3]). Personen, die aufgrund einer psychischen Krankheit oder einer anderen vergleichbaren Beeinträchtigung nicht mehr in Lage sind, Entscheidungen zu treffen, ist die gebotene Hilfestellung durch Pflegepersonen anzubieten, um ihre Angelegenheiten nach Möglichkeit selbst besorgen zu können. Diese Unterstützung kann auch durch die Familie, durch nahestehende Personen, Verantwortliche von Pflegeeinrichtungen, Einrichtungen der Behindertenhilfe oder durch diverse Beratungsstellen erfolgen.

In der Realität zeigt sich, dass diese Unterstützung häufig zu Überforderungen führen kann, vor allem bei Familienmitgliedern oder bei nahestehenden Personen. Hier ist es die Aufgabe einer *Community Health Nurse*, einerseits zu klären, worin diese Überforderung besteht, und andererseits die notwendige Unterstützung anzubieten oder zu organisieren.

Von Bedeutung ist in diesem Zusammenhang die wesentliche Änderung durch das 2 EwSchG, in dem die Handlungsfähigkeit einer vertretenen Person weder durch die Vorsorgevollmacht noch durch die Erwachsenenvertretung eingeschränkt wird (§ 242 ABGB). Die Entscheidungsfähigkeit hingegen ist gemäß § 24 Abs. 2 ABGB an drei Faktoren gebunden:

1. an die Fähigkeit zum Erkennen von Tatsachen und Kausalzusammenhängen *(Verursachung)*;
2. an die Fähigkeit, den Zusammenhang, die *Folgen* und Bedeutung der eigenen Handlung zu verstehen – es muss die Frage geklärt werden, ob die Betroffene den Wert ihres Rechtsgutes (Gesundheit, Leben) begreifen kann;

3. an die Fähigkeit, sich diesen Wahrnehmungen entsprechend *zu verhalten*. Diese Fähigkeit liegt nicht vor, wenn die Betroffene z. B. durch übermächtige Ängste nicht in der Lage ist, gemäß ihrer Einsichts- und Willensfähigkeit zu handeln.

Die Einschätzung, ob die Betroffenen entscheidungsfähig sind oder nicht, ist Aufgabe der Gesundheitsberufe im Rahmen der berufsmäßigen Kompetenzen des jeweiligen Berufsgesetzes. Bei allen pflegerischen Maßnahmen gemäß § 14 GuKG hat die Beurteilung der Entscheidungsfähigkeit durch den Gehobenen Dienst für Gesundheits- und Krankenpflege zu erfolgen. Die *Community Health Nurse* hat die Möglichkeit, die Entscheidungsfähigkeit durch einen Fragenkatalog zu beurteilen. Es bestehen Zweifel an der vorliegenden Entscheidungsfähigkeit, je mehr Fragen verneint werden.

**Tab. 4:** Fragebogen zur Beurteilung der Entscheidungsfähigkeit (Quelle: Bundesministerium für Verfassung, Reformen, Deregulierung und Justiz, 2018)

| Dimensionen | Beurteilung der Entscheidungsfähigkeit | Ja | Nein |
| --- | --- | --- | --- |
| Fähigkeit zur Erkenntnis von Tatsachen und Kausalverläufen | Begreift die betroffene Person die Informationen über ihre Krankheit bzw. Beeinträchtigung? | | |
| | Versteht sie, worin die geplante Maßnahme besteht? | | |
| | Begreift sie, welche Einschränkungen sie hinnehmen muss, wenn es zur Behandlung kommt? | | |
| | Erfasst sie die Folgen und die möglichen Risiken der Unterlassung der Maßnahme? | | |
| | Nimmt sie zur Kenntnis, dass es Alternativen gibt, worin sie bestehen und welche Folgen und Risiken sie aufweisen? | | |
| | Ist sie in der Lage, sich nach erfolgter unmittelbarer Behandlung so zu verhalten, dass diese zum Erfolg führt (z. B. anschließende Therapie)? | | |

| Dimensionen | Beurteilung der Entscheidungsfähigkeit | Ja | Nein |
|---|---|---|---|
| Fähigkeit zur Bewertung | Begreift die betroffene Person den Wert des durch die Krankheit betroffenen Rechtsgutes (Gesundheit, Leben)? | | |
| | Kann sie auch die Bedeutung des von der Behandlung (unter Veranschlagung eines etwaigen Misserfolges und möglicher Nebenwirkungen) verletzten Rechtsgutes ermessen? | | |
| | Ist sie in der Lage, zwischen den durch die Krankheit entstehenden Beeinträchtigungen und den mit der Behandlung verbundenen Nachteilen abzuwägen? | | |
| | Nimmt sie zur Kenntnis, dass es Alternativen gibt, worin sie bestehen und welche Folgen und Risiken sie aufweisen? | | |
| Fähigkeit zur einsichtsgemäßen Selbstbestimmung (Steuerungsfähigkeit) | Ist die betroffene Person in der Lage, ihren Willen dieser Erkenntnisse gemäß zu bilden und sich entsprechend zu verhalten oder unterliegt sie übermächtigen Verlockungen bzw. Ängsten? | | |

Dieser Fragebogen wurde im Konsenspapier der oben genannten Quelle mit dem Titel *Erwachsenenschutz für Gesundheitsberufe als Vorschlag zur Hilfestellung der beurteilenden Person* für die Einschätzung der Entscheidungsfähigkeit der Patientin publiziert. Die Fragen muss sich die beurteilende Person selber stellen. Sie sind nicht an die betroffene Person zu richten. Je mehr Fragen verneint werden müssen, desto eher muss das Vorliegen der Entscheidungsfähigkeit neuerlich überprüft werden.

Eine *Community Health Nurse* hat dabei zu beachten, dass der Verlust oder die *Einschränkung der Äußerungsfähigkeit* nicht automatisch mit dem Verlust der Entscheidungsfähigkeit gleichzusetzen ist. Willenserklärungen können auch durch Zeichen (Kopfnicken, Handheben, Augenzwinkern usw.) ausgedrückt werden.

Von der Entscheidungsfähigkeit ist die Deliktfähigkeit bzw. die Strafmündigkeit zu unterscheiden. Sie wird mit dem 14. Lebensjahr erreicht. Deliktfähigkeit ist die Fähigkeit einer Person, ihr unerlaubtes Handeln einzusehen und gemäß dieser Einsicht zu handeln. Die Person wird für die Schadenszufügung durch Handeln ersatzpflichtig (vgl. § 176 ABGB). Die Testierfähigkeit ist in diesem Zusammenhang als eine Form der Geschäftsfähigkeit anzusehen. Unter Testierfähigkeit versteht man das höchstpersönliche Recht, ein Testament zu erstellen. Eine Stellvertretung durch Vorsorgebevollmächtigte oder Erwachsenenschutzvertreter*innen ist nicht möglich. Bei der Errichtung einer letztwilligen Verfügung bzw. eines Testaments sind die Betroffen auf fremde Hilfe angewiesen. Um testierfähig zu sein, ist es erforderlich, dass die Betroffene die Folgen des Testaments versteht und auch dementsprechend ihren Willen rechtsgültig formuliert (§ 566 AGBG). Davon ausgehend obliegt es der *Community Health Nurse*, Interessierten ein Basiswissen zu vermitteln und bei Bedarf weitere Termine mit rechtskundigen Personen zu vereinbaren, um die Errichtung eines fremdhändigen Testaments bzw. eines letzten Willens zu ermöglichen.

Durch ihre Rolle als Ansprechperson in einer Region wird eine *Community Health Nurse* häufig in pflegerisch und medizinisch relevante persönliche und familiäre Angelegenheiten involviert sein. Sicherheit in rechtlichen Fragen ist eine wichtige Voraussetzung, um im Sinne der Familien- und Patientenedukation professionell handeln zu können.

## 4.1.2 Persönliche und familiäre Angelegenheiten

Darunter sind jene Angelegenheiten zu verstehen, die in der Persönlichkeit der vertretenen Person begründet sind. Dies betrifft das Recht auf Leben, die geschlechtliche Selbstbestimmung, den Schutz der Privatsphäre sowie die Geheimhaltung von personenbezogenen Daten. Diese Rechte sind höchstpersönlich und somit stellvertretungsfeindlich. Zu diesen höchstpersönlichen Angelegenheiten zählen auch die Eheschließung, die Eintragung und Auflösung einer eingetragenen Partnerschaft, die Adoption, die Errichtung einer letztwilligen Verfügung, des Testaments, sowie einer Patientenverfügung (§ 3 PatVG) und einer Vorsorgevollmacht (vgl. § 262 Abs 1 ABGB).

Eine Vertretung bei persönlichen und familiären Angelegenheiten ist nur dann möglich, wenn die Änderung der Wahrung des Wohles der Betroffenen dient und diese kein Veto einlegen. Gibt die vertretene Person zu erkennen, dass sie die von der gesetzlichen Vertretung geplante Handlung ablehnt, hat diese zu unterbleiben, es sei denn, ihr Wohl wäre sonst gefährdet.

## 4.1.3 Zustimmung zur medizinischen Behandlung der gesetzlichen Gesundheitsberufe

In eine medizinische Behandlung kann eine volljährige Person nur selbst einwilligen. Dies ist auch dann der Fall, wenn für sie sonst eine Vorsorgebevollmächtigte oder eine Erwachsenenvertretung tätig wird. Voraussetzung für die Einwilligung in jede Behandlung ist das *Vorliegen der Entscheidungsfähigkeit*. Unter einer medizinischen Behandlung wird eine vorgenommene diagnostische, therapeutische, rehabilitative, krankheitsvorbeugende oder geburtshilfliche Maßnahme verstanden. Alle gesetzlich geregelten Gesundheitsberufe müssen die Entscheidungsfähigkeit vor der Durchführung der jeweiligen Maßnahme überprüfen. Zu den gesetzlich geregelten Gesundheitsberufen zählen z. B. die Logopädie, Physiotherapie, Ergotherapie, Musiktherapie, Ordinationsassistenz, Gipsassistenz, das Notfallsanitäterwesen, das Hebammenwesen, Psychologie, Psychotherapie sowie alle im Gesundheits- und Krankenpflegegesetz geregelten Berufsgruppen. Angehörige von Berufen, welche nicht in einem eigenen Berufsgesetz geregelt sind, fallen nicht unter diese Voraussetzung. Dies betrifft die Berufsgruppe der Bandagist*innen, der Optiker*innen, Medizinphysiker*innen oder auch die Sozialarbeit.

Für den Gehobenen Dienst der Gesundheits- und Krankenpflege – für eine *Community Health Nurse* – betrifft dies die Kompetenzbereiche gemäß § 13 GuKG. Die Entscheidungsfähigkeit ist von der behandelnden Person im Zusammenhang mit der konkret durchzuführenden Behandlung zu beurteilen. Ist die volljährige, *nicht entscheidungsfähige Person* zu behandeln, so muss die Pflegekraft sich nachweislich um die Beiziehung von Personen bemühen, die die volljährige Person dabei unterstützen, ihre Entscheidungsfähigkeit zu erlangen.

Im Sinne des § 268 Abs 2 ABGB idF des 2 ErwSchG können dies sein:

- Angehörige, und zwar nicht nur die nächsten Angehörigen, sondern alle in einem direkten oder indirekten verwandtschaftlichen Verhältnis stehenden Angehörigen wie z. B. Kinder, Eltern oder Geschwister;
- andere nahestehende Personen wie Nachbarn, Freund*innen oder Arbeitskolleg*innen;
- Vertrauenspersonen und Fachleute, die im Umgang mit Menschen in solchen schwierigen Lebenslagen besonders geübt sind (z. B. Hospizbegleiter*innen, Mitarbeiter*innen von Besuchsdiensten, ehrenamtliche Mitarbeiter*innen);
- Pflegefachpersonen, die mit der Betroffenen ein Naheverhältnis haben.

Ziel ist es, die Behandlungsentscheidung zu *ermöglichen* und nicht die Behandlungsentscheidung der betroffenen Person zu ersetzen. Ein entscheidender Aspekt ist auch, dass – im Sinne der Nachweislichkeit – die Beiziehung in der Pflegedokumentation dokumentiert wird.

Die Beiziehung einer Vertrauensperson ist jedoch zu unterlassen, wenn die betroffene Person zu erkennen gibt, dass sie mit der Weitergabe von persönlichen Informationen nicht einverstanden ist. Diese Entscheidung hat jede Pflegeperson, so auch eine *Community Health Nurse,* zu respektieren.

Die *Community Health Nurse* ist gemäß § 6 Abs 1 GuKG an die Verschwiegenheit gebunden. Sie ist somit verpflichtet, Tatsachen, die ihr in der Ausübung ihrer Funktion anvertraut wurden oder ihr bekannt geworden sind, nicht an Dritte weiterzuleiten. Dies ist nur dann möglich, wenn die betroffene Person ihre Zustimmung zur Weiterleitung erteilt.

In manchen Situationen, z. B. bei komatösen Patient*innen oder Patient*innen mit apallischem Syndrom, in denen die Patientin auch durch die Beiziehung von Unterstützer*innen nie entscheidungsfähig sein wird, kann von der Beiziehung von Unterstützer*innen abgesehen werden. Eine Beiziehung von Unterstützungskräften durch die Pflegeperson ist auch dann nicht erforderlich, wenn Personen an Demenz erkrankt sind und die Erkrankung schon so weit fortgeschritten ist, dass eine sinnhafte Entscheidung nicht mehr möglich ist, weil die betroffene Person die Komplexität der Handlung nicht mehr verstehen kann. Dies ist auch der Fall bei Personen mit angeborenen schweren Beeinträchtigungen, bei denen die Krankheit ein Stadium erreicht hat, wo ebenfalls keine sinnhafte Entscheidung mehr möglich ist. Diese Personen sind in den Grundzügen aber trotzdem aufzuklären! Die Zustimmung zur erforderlichen Behandlung erfolgt durch die Vorsorgebevollmächtigte oder durch die Erwachsenenvertretung in ihrem jeweiligen Wirkungsbereich. Bei der Zustimmung haben sich beide an den vermutlichen Willen der Betroffenen zu halten. Sind die Betroffenen nicht mehr in der Lage, den eigenen Willen auszudrücken, kann, wie im ABGB § 253 geregelt, im Zweifel davon ausgegangen werden, dass die Betroffene eine medizinisch indizierte Behandlung wünscht.

Zusammenfassend kann man festhalten, dass immer nur eine entscheidungsfähige Person in die pflegerische und medizinisch-diagnostische Maßnahme einwilligen kann. Fehlt die erforderliche Entscheidungsfähigkeit, ist eine Unterstützungsperson beizuziehen. Sie sollte der zu behandelnden Person helfen, eine Entscheidung für die konkrete Maßnahme zu treffen. In speziellen Fällen, wo die Erreichung der Entscheidungsfähigkeit nicht mehr möglich ist, ist keine Beiziehung erforderlich.

Auch für medizinische Behandlungen ist die Beiziehung von Unterstützungskräften erforderlich. Die Ärztin kann die Suche nach geeigneten Unterstützungspersonen allerdings an das nichtärztliche Personal delegieren, da es sich um keine höchstpersönliche Aufgabe der Ärztin gemäß § 49 Abs. 2 ÄrzteG handelt. Die Suche nach der Unterstützungskraft muss nachweislich sein, somit ist sie unbedingt von der behandelnden Ärztin zu dokumentieren. Diese Nachweislichkeit ist im ABGB § 252 Abs 2 verankert und somit gesetzlich gefordert.

Der Einsatz von Instrumenten der familienzentrierten Pflege, die unter anderem zur frühzeitigen Erfassung solcher Personen geeignet sind, wie etwa das *15 minute Family Interview* (siehe Kap. 5.2.2), erhält vor diesem juristischen Hintergrund noch mehr Bedeutung.

Ist die Beiziehung einer Unterstützungskraft erforderlich, bedarf es vorher der Entbindung von der Verschwiegenheit durch die Betroffen. Sind die Menschen, die es betrifft, mit der Unterstützungskraft nicht einverstanden, kann diese abgelehnt werden. Für die Umsetzung des Vetorechts reicht Kopfschütteln aus. Damit wird der Ablehnung ein klarer Ausdruck verliehen. Die betroffene Person muss dafür nur äußerungsfähig, nicht aber entscheidungsfähig sein. Dies ist wiederum ordnungsgemäß zu dokumentieren.

Nachfolgend wird auf die Vertretungsformen für eine diesbezüglich *bedürftige* Person eingegangen. Eine *Community Health Nurse* muss die verschiedenen Möglichkeiten der Vertretung verstehen und erklären, um Betroffene darüber informieren und beraten zu können. Bei diesen Informations- oder Beratungsgesprächen muss das Bewusstsein der *Community Health Nurse* gegeben sein, dass die Autonomie der zu vertretenden Personen zu wahren und zu fördern ist.

## 4.2 Die vier verschiedenen Arten der Vertretungsformen

Das neue Erwachsenenschutzrecht ist auf vier Säulen aufgebaut: auf die *Vorsorgevollmacht*, die *gewählte Erwachsenenvertretung*, die *gesetzliche Erwachsenenvertretung* und die *gerichtliche Erwachsenenvertretung*. Diese vier möglichen Vertretungsformen unterscheiden sich hinsichtlich Errichtung und Wirkungsbereich. Die Vorsorgevollmacht beinhaltet das höchste Maß an Selbstbestimmung und eignet sich deswegen für den Beginn einer notwendig gewordenen Vertretungssituation.

Bei keiner Säule ist die Autonomie der Betroffenen jedoch völlig zurückgedrängt. Alle vier Arten der Vertretung müssen in das österreichische Zentrale Vertretungsverzeichnis (ÖZVV) eingetragen werden. Das ÖZVV ist ein elektronisch geführtes Register. Es ist wichtig, zu wissen, dass die Vorsorgevollmacht, die gewählte und die gesetzliche Erwachsenenvertretung, wie im ABGB § 245 geregelt, erst mit der Eintragung in das ÖZVV wirksam werden. Die Eintragung kann durch Rechtsanwältinnen, Notarinnen und Erwachsenenschutzvereine erfolgen. Lediglich die gesetzliche Erwachsenenschutzvertretung ist durch das örtlich zuständige Bezirksgericht, durch das Pflegschaftsgericht einzutragen. Sowohl die Vertretung als auch die vertretene Person können Einsicht in das ÖZVV nehmen. Das Gericht hat jeder Person, die ein rechtliches Interesse glaubhaft macht, auf schriftliche Anfrage über die Person einer Vorsorgebevollmächtigten oder Erwachsenenvertreterin und – soweit diese dem Gericht bekannt ist –

über deren Wirkungsbereich Auskunft zu erteilen (§ 130 Abs 3 AußStrG). „Schriftlich" bedeutet: Diese Anfrage muss in Form eines postalischen Schreibens, einer elektronischen Eingabe oder eines Fax erfolgen. Ein E-Mail ist für die Gerichte keine zulässige Eingabeform. Dies ist eine wichtige Information, um unzulässige Anfragen zu vermeiden.

Eine elektronische Eingabe ist nur unter Verwendung der Bürgerkarte möglich. Die Anfrage muss an das Bezirksgericht oder an das Pflegschaftsgericht des Wohnortes oder des gewöhnlichen Aufenthaltes des betreffenden Menschen gestellt werden. Benötigt eine *Community Health Nurse* im Rahmen ihrer Tätigkeit Informationen, muss sie ihr rechtliches Interesse schlüssig und nachvollziehbar beschreiben.

## 4.2.1 Vorsorgevollmacht

Im ABGB § 261 ist geregelt, dass die Vorsorgevollmacht für einzelne rechtliche oder rechtsgeschäftliche Angelegenheiten oder für Arten von Angelegenheiten erteilt wird. Jede Person, die geschäftsfähig ist, kann eine Vorsorgevollmacht erstellen.

Die Vorsorgevollmacht ist vor einem Notariat, einer Rechtsanwältin oder einem Erwachsenenschutzverein höchstpersönlich und schriftlich zu errichten. Sie kann für bestimmte Geschäfte, eine sogenannte Gattungsvollmacht, die lediglich den Abschluss bestimmter Rechtsgeschäfte betrifft, oder generell für alle Angelegenheiten, welche auch die Vermögensverwaltung, die medizinische Behandlung, die pflegerische Betreuung, den Abschluss von Rechtsgeschäften, die Vertretung in gerichtlichen Verfahren usw. betrifft, abgeschlossen werden. Der Errichter der Vollmacht kann selbst entscheiden, welche Angelegenheiten die Vollmacht erfassen sollte.

Der Vorsorgefall tritt ein, wenn die Vollmachtgeberin die Entscheidungsfähigkeit, die zur Besorgung der anvertrauten Angelegenheiten erforderlich ist, verliert. Die Altersgrenzen spielen für den Eintritt des Vorsorgefalls keine Rolle. Das Vorliegen des Vorsorgefalls ist, wie in § 140h Abs 5 Notariatsordnung geregelt, durch ein entsprechendes ärztliches Zeugnis zu bescheinigen. Aus dem ärztlichen Zeugnis muss hervorgehen, dass die volljährige Person aufgrund einer psychischen oder anderen, vergleichbaren Beeinträchtigung in der Entscheidungsfähigkeit eingeschränkt ist und die vom Wirkungsbereich der Vertretung umfassten Aufgaben nicht selbst besorgen kann. Ein Zeugnis, das bloß das Vorliegen einer psychischen Erkrankung bestätigt, ist nicht ausreichend. Es ist darüber hinaus auch nicht notwendig, dass die vertretene Person die erforderliche Entscheidungsfähigkeit in allen angeführten Angelegenheiten verliert. Der Vorsorgefall liegt auch dann vor, wenn die Entscheidungsfähigkeit nur einen Teilbereich der Vollmacht betrifft. Die Kosten für das ärztliche Attest sind von den Betroffenen selbst zu tragen.

Erlangt die volljährige Person ihre Entscheidungsfähigkeit wieder, so ist im ÖZVV der Wegfall des Vorsorgefalls einzutragen. Der Eintritt des Vorsorgefalls kann jedoch bei neuerlichem Verlust der Entscheidungsfähigkeit erneut eingetragen werden. Die Vorsorgevollmacht endet mit dem Tod der vertretenen Person oder der Vorsorgebevollmächtigten oder auch mit dem Eintrag der Kündigung oder des Widerrufes der vertretenen Person. Ein Widerruf ist jederzeit möglich. Die Vorsorgevollmacht ist zeitlich nicht befristet. Sie hat somit zeitlich unbeschränkte Gültigkeit. Eine zeitliche Befristung ist nur bei der gesetzlichen und gerichtlichen Erwachsenenvertretung auf drei Jahre möglich.

Vorsorgebevollmächtigt kann grundsätzlich jede geschäftsfähige, erwachsene Person sein. Allerdings können zur Vertretung jene Personen nicht eingesetzt werden, die in einem Abhängigkeitsverhältnis oder einer vergleichbaren Beziehung zu einer Einrichtung (z.B. Pflegeheim) stehen, in der sich die volljährige Person aufhält oder von der diese betreut wird. Eine *Community Health Nurse* kann infolgedessen auch für die Menschen, die sie begleitet, keine Vorsorgevollmacht übernehmen, da diese in einem Abhängigkeitsverhältnis zu ihr stehen.

Es besteht auch die Möglichkeit, dass eine oder mehrere Personen als Vorsorgebevollmächtigte für denselben Wirkungsbereich oder für unterschiedliche Bereiche eingetragen werden.

Die Kosten für die Errichtung einer Vorsorgevollmacht sind von Fall zu Fall unterschiedlich und hängen vom Beratungsaufwand ab. Bei Notar*innen oder Rechtsanwält*innen werden die Kosten individuell vereinbart und sind von den Betroffenen selbst zu tragen.

## 4.2.2 Gewählte Erwachsenenschutzvertretung

Eine gewählte Erwachsenenschutzvertretung wird tragend, wenn eine volljährige Person aufgrund einer psychischen Krankheit oder einer vergleichbaren anderen Beeinträchtigung in der Entscheidungsfähigkeit beeinträchtigt ist und aus diesem Grund Angelegenheiten nicht mehr für sich besorgen kann und wenn sie weder eine*n Vertreter*in eingesetzt noch eine Vorsorgevollmacht errichtet hat, jedoch trotz der eingeschränkten Entscheidungsfähigkeit noch in gewissen Aspekten die Fähigkeit besteht, die Bedeutung und die Folgen einer Bevollmächtigung in den Grundzügen zu verstehen. Die Bestellung erfolgt mit dem aktiven Einverständnis der vertretenen Person. Dadurch sollte das Gefühl der *Entmündigung* verhindert werden. Zur ausgewählten Person sollte ein gewisses Vertrauensverhältnis bestehen. Die Angehörigeneigenschaft ist keine Voraussetzung für die Bestellung. Es können auch Freunde oder Nachbarn gewählt werden. Eine professionelle Ausübung der gewählten Erwachsenenvertretung ist nicht geplant. Es besteht eine regelmäßige gerichtliche Kontrolle bei der Ausübung der Tätigkeit. Damit sollte die Wahrung des Wohles der vertretenen Person gewährleistet werden.

### *Wirkungsbereich der gewählten Erwachsenenschutzvertretung*

In einer schriftlichen Vereinbarung wird die Vertretungsbefugnis der Erwachsenenvertretung festgelegt. Es können einzelne Angelegenheiten oder Arten von Angelegenheiten übertragen werden. Die Übertragung umfasst auch immer die Vertretung vor Gericht, wenn nichts anderes vereinbart wurde.

### *Dauer und Beendigung der gewählten Erwachsenenvertretung*

Die Vertretung beginnt mit der Eintragung in das ÖZVV und ist wie die Vorsorgevollmacht unbefristet wirksam. Sie kann durch die Person, die die Vollmacht gibt, jedoch jederzeit widerrufen werden. Die gewählte Erwachsenenvertretung kann die Vereinbarung ebenfalls jederzeit kündigen. Die Vertretung endet mit der Eintragung des Widerrufs oder mit der Kündigung. Die gewählte Erwachsenenvertretung endet mit dem Tod der vertretenen Person sowie mit dem Tod der Vertretung. Die Eintragung im ÖZVV erfolgt dann durch das Gerichtskommissariat.

## 4.2.3 Gesetzliche Erwachsenenvertretung

Im ABGB § 268 ist geregelt, dass eine volljährige Person, die aufgrund einer psychischen oder einer vergleichbaren Beeinträchtigung ihre Entscheidungsfähigkeit nicht ohne Gefahr des Nachteils für sich selbst besorgen kann, eine*n gesetzliche*n Erwachsenenvertreter*in benötigt. Das ist der Fall, wenn die Situation eingetreten ist, dass die volljährige Person die Vertretung nicht mehr selbst bestimmen kann oder will und weder eine Vorsorgebevollmächtigung noch eine gewählte Erwachsenenvertretung bestimmt wurde. Diese Voraussetzungen müssen erfüllt sein, um eine gesetzliche Erwachsenenvertretung beantragen zu können. Die betreffende Person kann von einer oder mehreren Angehörigen vertreten werden. Zu den nächsten Angehörigen werden die Eltern, Großeltern, volljährigen Kinder und Enkelkinder, Geschwister, Neffen und Nichten sowie Ehegatten gezählt. Eingetragene Partner*innen und Lebensgefährt*innen werden dazugezählt, wenn sie mindestens drei Jahre im gemeinsamen Haushalt leben. Im ABGB § 268 ErLRV ist geregelt, dass die Angehörigen einander gleichrangig gegenüberstehen. Die gesetzliche Erwachsenenvertretung geht von einem funktionierenden Familienverband aus, deshalb sollte die Familie selbst entscheiden, wer als gesetzliche Erwachsenenvertretung tätig sein soll. Es können auch mehrere Angehörige als gesetzliche Erwachsenenvertreter*innen bestellt werden. Allerdings dürfen sich die Wirkungsbereiche nicht überschneiden. Das bedeutet, dass für Gesundheitsangelegenheiten eine andere Person als gesetzliche Erwachsenenvertretung zuständig sein kann als für die finanziellen Angelegenheiten.

Kommt es zu keiner Einigung im Familienverband, ist eine gerichtliche Erwachsenenvertretung, wie sie im nächsten Kapitel erläutert wird, von Vorteil. Eine *Community Health Nurse* könnte jedoch in einer solchen Situation durch ihre neutrale Rolle eine wertvolle Unterstützung auf dem Weg zu einer gemeinsamen Lösung darstellen.

### *Wirkungsbereich der gesetzlichen Vorsorge*

Die Vertretungsbefugnisse dieser gesetzlichen Erwachsenenvertretung können, wie im ABGB § 269 geregelt, z. B. die Vertretung in Verwaltungsverfahren oder die gerichtliche Vertretung umfassen. Zur gerichtlichen Vertretung zählen auch alle Verfahren vor dem Arbeits- und Sozialgericht. Darunter fällt auch die gerichtliche Geltendmachung von Pflegegeldansprüchen. Die Vertretungsbefugnis kann die Verwaltung von Einkünften, Vermögen und Verbindlichkeiten betreffen sowie den Abschluss von Rechtsgeschäften zur Deckung der erforderlichen Pflege und des Betreuungsbedarfs sowie die Entscheidung über medizinische Behandlungen und den Abschluss über in diesem Zusammenhang stehende Verträge. Zum Wirkungsbereich zählen auch der Abschluss von Heimverträgen, die Kündigung des Mietvertrages und die Änderung des Wohnortes. Bei der Veränderung des Wohnortes muss allerdings vorher die Genehmigung des Pflegschaftsgerichts eingeholt werden. Somit kann die Vertretung alle Rechtsgeschäfte des täglichen Lebens, z. B. den Kauf eines Pflegebettes, den Verkauf des PKWs etc., abschließen. Die Vollmacht inkludiert auch die Zustimmung zu geringen medizinischen Behandlungen. Ebenso ist die Vertretung bei anderen personenrechtlichen Angelegenheiten möglich (z. B. Scheidung).

### *Dauer und Beendigung der gesetzlichen Erwachsenenvertretung*

Die gesetzliche Erwachsenenvertretung endet wie die gewählte Erwachsenenvertretung durch den Tod der Betroffenen oder der Vertretung, mit der Eintragung der Kündigung oder des Widerrufs und automatisch nach Ablauf von drei Jahren. Eine Neueintragung ist möglich.

## 4.2.4 Gerichtliche Erwachsenenvertretung

Die gerichtliche Erwachsenenvertretung ist nun die letzte Stufe der Vertretungsmöglichkeiten. Der Umfang der Vertretung wird in einem gerichtlichen Verfahren geklärt. Für das Verfahren ist das Pflegschaftsgericht des zuständigen Bezirksgerichts verantwortlich. Die Verfahrensvorschriften sehen jedoch auch in dieser Vertretungsart eine Mitsprachemöglichkeit der vertretenen Person vor. Wie im ABGB § 271 geregelt, kann eine gerichtliche Erwachsenenvertretung nur dann bestellt werden, wenn die volljährige Person bestimmte Angelegenheiten aufgrund einer psychischen Krankheit oder einer vergleichbaren Beeinträchtigung ihrer Entscheidungsfähigkeit nicht mehr ohne Gefahr eines Nachteils für sich selbst besorgen kann. Die betroffene Person darf keine Vertretung haben und auch nicht mehr in der Lage sein, eine Vertretung zu ernennen. Eine gesetzliche Erwachsenenvertretung kommt nur dann in Betracht, wenn keine oder nur ungeeignete Angehörige vorhanden sind oder von der volljährigen Person ein Widerspruch gegen die Angehörigen vorliegt. Das Verfahren beginnt durch Antrag oder kann auch von Amts wegen eingeleitet werden.

Auch eine *Community Health Nurse* könnte in ihrem Tätigkeitsbereich mit Individuen und Familien in einer Gemeinschaft in die Situation kommen, einen solchen Antrag stellen zu müssen, und sollte dann über die Voraussetzungen und den Wirkungsbereich Kenntnis haben.

### Wirkungsbereich der gerichtlichen Erwachsenenvertretung

Wie im ABGB § 272 Abs 1 geregelt, darf die gerichtliche Erwachsenenvertretung nur für einzelne oder Arten von gegenwärtig zu besorgenden Angelegenheiten bestellt werden. Eine pauschale Bestellung für alle Arten und zukünftigen Angelegenheiten ist nicht möglich. Derzeit sind mehr als 50 % aller Sachwalterbestellungen für die Bestellung aller Angelegenheit bestimmt (Gitschthaler/Schweighofer, 2017). Diese Möglichkeit gibt es durch das neue Erwachsenenschutzgesetz nicht mehr. Wurden alle übertragenen Angelegenheiten erledigt, muss nach § 272 Abs 2 die gerichtliche Erwachsenenvertretung eingeschränkt oder beendet werden. Dies erfolgt durch Einleitung eines gerichtlichen Verfahrens durch das Bezirksgericht (§ 128 AußStrG). Die Kosten für das Verfahren werden vom Bund getragen.

### Auswahl und Bestellung der gerichtlichen Erwachsenenvertreterin

Bei der Auswahl ist auf die Wünsche und Bedürfnisse der volljährigen Person Bedacht zu nehmen. Eine *Community Health Nurse* kann den Betroffenen behilflich sein, ihre Wünsche und Bedürfnisse zu formulieren, und informierend sowie beratend zur Seite stehen. Sie kann der betroffenen Person auch eine Liste erstellen, in die die gewünschten Personen eingetragen werden. Bei der Bestellung haben nach der Regelung im ABGB § 273 immer selbstgewählte Personen der volljährigen und zu vertretenen Person Vorrang.

Diese gewünschten und danach bestellten Personen müssen natürlich der Übernahme der Erwachsenenvertretung zustimmen. Ist eine solche Person nicht verfügbar oder geeignet, wird ein Erwachsenenschutzverein bestellt. Ist auch diese Bestellung nicht möglich, wird ein*e Notar*in, eine Rechtsanwältin oder mit deren Zustimmung eine andere geeignete Person bestellt. Ein*e Notar*in oder eine Rechtsanwältin ist dann zu bestellen, wenn vorwiegend Rechtskenntnisse erforderlich sind. Auf Erwachsenenschutzvereine wird zurückgegriffen, wenn mit der Erwachsenenvertretung besondere Anforderungen verbunden sind. Die gerichtliche Erwachsenenvertretung wird durch Beschluss vom sachlich zuständigen Bezirksgericht bestellt.

Für eine *Community Health Nurse* ist der Inhalt des Beschlusses wesentlich, der die nachfolgend aufgeführten Informationen zu enthalten hat. Der Beschluss muss die Person benennen, die als gerichtliche Erwachsenenvertretung bestellt wurde. Weiters muss die Beschreibung der Angelegenheit, die die Erwachsenenvertretung zu besorgen hat, für die betroffene Person aufgezeigt werden, ebenso der konkrete Zeitpunkt, wann die Vertretung endet, und der Ausspruch der Kosten. Die Bestellung der gerichtlichen Erwachsenenvertreterin ist durch das Gericht in das ÖZVV einzutragen.

### Kosten der gerichtlichen Erwachsenenvertretung

Das gerichtliche Verfahren ist kostenlos. Die Kosten für das Sachverständigengutachten müssen von der vertretenen Person übernommen werden. Ist jedoch deren Einkommen sehr gering oder wird das Verfahren eingestellt, übernimmt diese Kosten der Staat.

Diese Informationen in Bezug auf die Kosten können in einer solchen Situation in einer informierenden und beratenden Funktion im Sinne einer Anwaltschaft für die betroffene Person für eine *Community Health Nur-*

*se* von Bedeutung sein. Deswegen werden diese Informationen angeführt. Die aktuelle Entwicklung der Kosten und Rahmenbedingungen muss natürlich immer nach aktuellem Stand eingeschätzt und berücksichtigt werden.

### Dauer und Beendigung der gerichtlichen Erwachsenenvertretung

Die gerichtliche Erwachsenenvertretung beginnt mit der Rechtskraft des Bestellungsbeschlusses und endet durch den Tod der Betroffenen oder der Vertreterin, durch gerichtliche Enthebung und automatisch nach dem Ablauf von drei Jahren. Eine Verlängerung ist möglich. Das zuständige Bezirksgericht hat die betroffene Person und die Erwachsenenvertretung zumindest ein halbes Jahr vor der bevorstehenden Beendigung zu informieren und auf die Möglichkeit der Erneuerung hinzuweisen (§ 128 AußStrG Abs 4). Mit Beschluss kann das Gericht die gerichtliche Erwachsenenvertretung, wenn deren Voraussetzungen nicht mehr vorliegen, jederzeit einstellen. Von der Einstellung sind Behörden sowie Erwachsenschutzvereine zu verständigen. Dabei ist der Schutz des Privat- oder Familienlebens der betroffenen Person zu wahren.

## 4.3 Aufgaben und Pflichten in der Erwachsenenvertretung

Die Personen, welche eine Erwachsenenvertretung innehaben, müssen verschiedene Aufgaben erfüllen, die in diesem Kapitel näher beschrieben werden. Wesentlich für die *Community Health Nurse* ist, dass alle Erwachsenenvertretungen, unabhängig von der Art der Vertretung, die gesetzliche Verpflichtung haben, mit der betroffenen Person einen persönlichen Kontakt zu halten. Dies ermöglicht auch einer *Community Health Nurse*, der Erwachsenenvertretung die Wünsche und Bedürfnisse des betreuten Menschen mitzuteilen und, ausgehend von ihrer Rolle der Anwaltschaft für gesundheitliche Belange, die bestmöglichste Versorgung zu gewährleisten.

## 4.3.1 Bemühungspflicht

Die Erwachsenenvertretung ist selbst nicht zur Betreuung der vertretenen Person verpflichtet. Dies bedeutet, dass sie weder für die Pflege, z.B. Grundpflege, An-/Auskleiden, Zubereitung und Einnahme von Mahlzeiten, Einnahme von Medikamenten, Mobilität im engeren Sinn etc., noch für die Betreuung verantwortlich ist. Die Erwachsenenvertretung hat sich jedoch darum zu bemühen, dass die vertretene Person die gebotene und erforderliche pflegerische, medizinische und soziale Betreuung erhält (§ 251 ABGB). Eine *Community Health Nurse* kann dabei mit ihrem Fachwissen die Situation einschätzen und durch entsprechende Information und Beratung sowie Unterstützung bei der Organisation der Leistungen behilflich sein.

## 4.3.2 Kontaktpflicht

Eine Erwachsenenvertretung hat mit der vertretenen Person in dem nach den Umständen des Einzelfalles erforderlichen Ausmaß persönlichen Kontakt zu halten (§ 247 ABGB). Für die Tätigkeit als Erwachsenenschutzvertretung ist es unerlässlich, dass sich die Vertretung regelmäßig über die Lebensverhältnisse und die Bedürfnisse der vertretenen Person informiert. Zu diesem Zweck hat die Vertretung persönlichen Kontakt zur schutzberechtigten Person zu halten. Ein guter Kontakt ist ein zentrales Merkmal für ein gelingendes Vertretungsverhältnis. Die Kontakte müssen so regelmäßig stattfinden – jedoch mindestens einmal im Monat –, dass sich die Erwachsenenvertretung einen laufenden Eindruck verschaffen kann. Der persönliche Kontakt kann auch durch eine*n geeignete*n, geschulte*n Mitarbeiter*in der Erwachsenenvertretung erfolgen. Dies ist jedoch nur dann möglich, wenn es mit den Wünschen der vertretenen Person übereinstimmt. Ein geringer Kontakt ist nur dann möglich, wenn die Erwachsenenvertretung lediglich für die Vermögensverwaltung verantwortlich ist (ErlRV 1461 BlgNR 25 GP 26).

### 4.3.3 Verschwiegenheitspflicht

Die Erwachsenenvertretung ist generell zur Verschwiegenheit bei der Ausübung ihrer Tätigkeit verpflichtet. Anvertraute Tatsachen dürfen nicht an unbeteiligte Dritte und auch nicht an Familienmitglieder der vertretenen Person weitergeleitet werden. Diese Verschwiegenheitspflicht gilt natürlich nicht gegenüber dem Pflegschaftsgericht. Es besteht auch keine Verschwiegenheitspflicht, wenn die Vertretung von der Betroffenen von der Verschwiegenheit entbunden wurde. Weiters besteht keine Verschwiegenheitspflicht, wenn die Vertretung gesetzlich oder vertraglich zur Offenlegung verpflichtet ist oder die Offenlegung der Wahrung des Wohles der Betroffenen dient (§ 248 ABGB). Die Verschwiegenheit besteht darüber hinaus auch nicht, wenn die Offenlegung zum Wohl der vertretenen Person erforderlich ist, um soziale Leistungen für sie zu erlangen oder um mit den pflegenden oder betreuenden Angehörigen bestmöglich zusammenzuarbeiten (ErlRV 1461 BlgNR 25).

Zu beachten ist allerdings, dass bestimmten Angehörigen ein Auskunftsrecht zusteht. Sie haben das Recht, auf ihr Nachfragen über den Wohnort der vertretenen Person, den Wirkungsbereich der Erwachsenenvertretung und über das körperliche und geistige Befinden informiert zu werden.

Zu den bestimmten Angehörigen zählen:
1. Ehegatte und Ehegattin, eingetragene*r Partner*in sowie Lebensgefährte und Lebensgefährtin der vertretenen Person;
2. Eltern der vertretenen Person;
3. Kinder der vertretenen Person (§ 248 ABGB Abs 2).

### 4.3.4 Vermögenssorge

Die Erwachsenenvertretung, welche mit der Verwaltung des Vermögens oder des Einkommens wie Entgelt, Pension, Erträge aus Vermietung und Verpachtung usw. betraut ist, hat damit die den persönlichen Lebensverhältnissen angemessenen Bedürfnisse zu befriedigen (§ 258 ABGB). Es besteht nicht die Verpflichtung, Geld anzusparen. Die Lebensbedürfnisse werden von der vertretenen Person definiert und müssen nicht mit jenen der Vertretung übereinstimmen.

Die *Community Health Nurse* hat die Möglichkeit, die Erwachsenenvertretung bei der Besorgung von Lebensmitteln, Bekleidung usw. für die Betroffenen zu unterstützen. Es liegt jedoch nicht in ihrem Aufgabenbereich, dies zu übernehmen. Sie ist auch nicht verpflichtet, die Barmittel der Betroffenen zu verwalten. Sollte die Betroffene medizinische Hilfsprodukte benötigen, liegt es im Aufgabenbereich der Erwachsenenvertretung, diese zu besorgen, wenn dies zum Aufgabenbereich zählt. Sollte es nicht in deren Aufgabenbereich liegen, hat die Erwachsenenvertretung der Betroffenen dafür das notwendige Bargeld zu überlassen oder ihr Zugriff auf ihr Girokonto zu gewähren oder auf andere Art und Weise dafür Sorge zu tragen, dass dieses Bedürfnis erfüllt wird. Die Erwachsenenschutzvertretung hat jedoch die Aufgabe bzw. die Verpflichtung, dafür zu sorgen, dass das Wohl der vertretenen Person durch die Überlassung der Barmittel nicht gefährdet ist. Dies kann dann der Fall sein, wenn die vertretene Person die Mittel dauerhaft anderweitig, für z. B. Glücksspiele, verwendet.

## 4.3.5 Berichtspflicht

Jede Erwachsenenschutzvertretung hat gemäß § 259 Abs 1 ABGB die Verpflichtung, dem zuständigen Pflegschaftsgericht im Bezirksgericht über Gestaltung und Häufigkeit der persönlichen Kontakte, den Wohnort der Betroffenen, ihr geistiges und körperliches Befinden und über die im vergangenen Jahr besorgten und auch im kommenden Jahr zu besorgenden Angelegenheiten zu berichten. Die Erwachsenenschutzvertretung ist gemäß § 259 ABGB verpflichtet, einen sogenannten *Lebenssituationsbericht* zu erstellen. Dieser sollte auch die Beschreibung des geistigen und körperlichen Befindens der vertretenen Person sowie den psychischen Zustand beinhalten (ErlRV). Es sollten auch alle gesundheitlichen Versorgungsmaßnahmen beschrieben werden.

Eine *Community Health Nurse* kann die Erwachsenenvertretung dabei unterstützen, die dafür erforderlichen Unterlagen zur Verfügung zu stellen.

## 4.3.6 Änderung des Wohnortes

Über die Änderung des Wohnortes kann eine volljährige Person, soweit sie entscheidungsfähig ist, nur selbst entscheiden. Ist sie nicht mehr entscheidungsfähig, hat die Erwachsenenvertretung, in deren Wirkungsbereich diese Angelegenheit fällt, die Entscheidung zu treffen, sofern dies zum Wohle der vertretenen Person erforderlich ist (§ 257 ABGB). Für eine dauerhafte Wohnortänderung ist eine gerichtliche Genehmigung erforderlich. Für Kur-, Krankenhaus- oder Ferienaufenthalt ist dies nicht erforderlich. Die Kündigung der Mietwohnung oder der Verkauf der Eigentumswohnung gehört zum außerordentlichen Wirtschaftsbetrieb und muss vom Gericht genehmigt werden. Ist die betroffene Person mit der Wohnortveränderung nicht einverstanden, so muss das Gericht den Erwachsenenschutzverein mit der Abklärung beauftragen (§ 131 Abs 2 AußerStrG).

Für eine *Community Health Nurse* sind diese Informationen über die juristische Vorgehensweise hilfreich, wenn sich in ihrem Umfeld eine solche Situation ergibt.

## 4.3.7 Aufwandersatz, Entschädigung und Entgelt

Die gerichtliche Erwachsenenvertretung hat Anspruch auf eine jährliche Entschädigung. Gewählte oder gesetzliche Erwachsenenvertretungen haben einen Anspruch auf Aufwandersatz. Zu den Aufwendungen zählen Reisekosten, Parkgebühr, Portokosten, Telefonkosten usw., die zur zweckentsprechenden Ausübung der Vertretung notwendigen Barauslagen, die tatsächlichen Aufwendungen und die angemessenen Kosten zur Deckung der Haftung für die abgeschlossene Haftpflichtversicherung. Diese Kosten sind der Erwachsenenvertretung von der vertretenen Person zu erstatten. Eine Erstattung ist allerdings nur dann erforderlich, wenn die Befriedigung der Lebensbedürfnisse nicht gefährdet ist. Ansprüche der Vorsorgebevollmächtigten bleiben der privatautonomen Vereinbarung vorbehalten. Es besteht die Möglichkeit, ein Entgelt zu vereinbaren oder darauf zu verzichten.

Die Entschädigung beträgt 5 % sämtlicher Einkünfte der vertretenen Person. Übersteigt der Wert des Vermögens € 15.000, so sind zusätzlich 2 % des Mehrbetrages an Entschädigung zu gewähren. Ist die gerichtliche Erwachsenenvertretung kürzer als ein volles Jahr tätig, mindert sich der Anspruch aliquot. Das Bezirksgericht hat zudem die Möglichkeit, die berechnete Entschädigung zu mindern, wenn besondere Gründe vorliegen, insbesondere wenn die Tätigkeit nach Art und Umfang mit geringem Aufwand an Zeit und Mühe verbunden war oder die vertretene Person ein großes Vermögen hat. Von einem besonders hohen Vermögen wird man im Allgemeinen ab einem Wert von € 500.000 ausgehen können. Bei sehr hohem Aufwand hat das Gericht die Möglichkeit, die Entschädigung auf 10 % zu erhöhen. Dies ist meist im ersten Jahr der Tätigkeit erforderlich.

Diese Inhalte sind bei Informations- und Beratungsgesprächen einer *Community Health Nurse* mit Angehörigen oder auch anderen Personen, die an der Übernahme einer Erwachsenenvertretung interessiert sind, von Bedeutung. Die berufliche Erfahrung zeigt, dass es oft auch der finanzielle Aspekt ist, der einen Anreiz für die Übernahme einer Anwaltschaft darstellt.

Eine weitere Möglichkeit, für ein selbstbestimmtes Leben zu sorgen, besteht in der Erstellung einer Patientenverfügung.

# 4.4 Patientenverfügung

Die Patientenverfügung bietet die Möglichkeit, ein selbstbestimmtes Leben zu führen und zukünftige medizinische Behandlungen abzulehnen, wenn man selbst nicht mehr entscheidungsfähig ist. Sie bietet die Chance, ein würdevolles Sterben in Österreich zu ermöglichen und auf lebenserhaltende Maßnahmen zu verzichten.

Die gesetzliche Grundlage ist im Patientenverfügungs-Gesetz (PatVG) geregelt. Das Patientenverfügungs-Gesetz regelt die Voraussetzungen und die Wirksamkeit von Patientenverfügungen. Es ist bereits 2006 in Kraft getreten und 2018 überarbeitet worden. Die aktuelle Novelle ist seit 1. 1. 2019 in Kraft.

Die Patientenverfügung im Sinne des Bundesgesetzes ist eine schriftliche, höchstpersönliche Willenserklärung, mit der eine medizinische Behandlung abgelehnt werden kann. Die Erklärung muss von der Patientin eigenhändig unterfertigt werden. Sie entfaltet allerdings erst dann ihre Wirkung, wenn die betroffene Person zum Zeitpunkt der Behandlung nicht mehr selbst entscheidungsfähig ist. Daraus leitet sich ab, dass die Bedeutung der Verfügung keine Relevanz hat, solange die Patientin noch aktuelle Entscheidungen bezüglich ihrer medizinischen Betreuung treffen kann. Dies ist eine sehr wichtige Information für die betroffene Patientin und für die Handlungen der Gesundheitsberufe, insbesondere für eine *Community Health Nurse*.

Dieses Gesetz lässt darüber hinaus die medizinische Notfallversorgung unberührt. Sofern die Suche nach der Patientenverfügung und der damit verbundene Zeitaufwand das Leben oder die Gesundheit der betroffenen Person ernstlich gefährdet oder die Zeit, die erforderlich ist, sich detailliert mit dem Inhalt der Verfügung auseinanderzusetzen, nicht gegeben ist, gilt eine eventuell vorhandene Patientenverfügung als nicht bindend. Sobald jedoch das Betreuungsteam zeitliche Kapazitäten zur Verfügung hat, um den Inhalt der Patientenverfügung zu überprüfen, und sich zweifelsfrei herausstellt, dass die gesetzten Maßnahmen abgelehnt werden, dürfen die Maßnahmen nicht weiter fortgesetzt werden. Dementsprechend hat eine sorgfältige Dokumentation über die Situation zu erfolgen.

Die Patientenverfügung muss durch die aufklärende oder behandelnde Ärztin in die Dokumentation aufgenommen werden. Wird die Patientenverfügung in der Krankengeschichte dokumentiert, muss sie auch in Notfällen beachtet werden. Die Abbildung und Verarbeitung von Patientenverfügungen in der elektronischen Gesundheitsakte ELGA ist zulässig, wenn kein gültiger Widerspruch, der sich grundsätzlich auf alle Arten von ELGA-Gesundheitsdaten bezieht, besteht. Die Speicherung ist allerdings nur dann zulässig, wenn das Datum der Errichtung der Patientenverfügung bekannt ist und auch in den Eintragungen von ELGA ersichtlich wird. Die erforderliche Verordnung, damit die Patientenverfügung in der ELGA gesetzlich abgesichert gespeichert werden kann, ist in Bearbeitung und wurde zum Zeitpunkt der Publikation noch nicht kundgemacht.

# 4.4.1 Errichtung der Patientenverfügung

Bei der Errichtung der Patientenverfügung handelt es sich um ein höchstpersönliches Recht. Daher kann sie nur von der Person selbst errichtet werden. Sie kann nicht von der Erwachsenenvertretung errichtet werden und es besteht auch nicht die Möglichkeit, einer anderen Person die Vollmacht für die Errichtung einer Patientenverfügung zu erteilen. Die Person, welche eine Patientenverfügung errichten möchte, muss zum Zeitpunkt der Errichtung entscheidungsfähig sein. Eine Person ist entscheidungsfähig, wenn sie die Folgen ihrer Entscheidung versteht. Die Entscheidungsfähigkeit für medizinische Behandlungen liegt grundsätzlich bei mündigen Minderjährigen, d. h. ab dem 14. Geburtstag, vor.

Eine Erkrankung muss zum Zeitpunkt der Erstellung nicht vorliegen. Somit haben auch völlig gesunde Menschen die Möglichkeit, eine Patientenverfügung zu errichten. Nachfolgende Aspekte müssen im Rahmen der Errichtung der Patientenverfügung durchgeführt werden.

### *Aspekte im Rahmen der Errichtung einer Patientenverfügung*

Vor der Errichtung der Patientenverfügung muss eine umfassende ärztliche Aufklärung erfolgen. Die Aufklärung muss das Wesen und die Folgen der Unterlassung der medizinischen Behandlung bzw. der Behandlungsalternativen beinhalten. Menschen, die von einer schweren Erkrankung oder von einem Unfall mit lebensbedrohlichen Auswirkungen betroffen sind, haben ein Recht auf Selbstbestimmung. Damit dies auch in Anspruch genommen werden kann, ist es erforderlich, dass in der Aufklärung alle Informationen enthalten sind, die als Grundlage für eine Entscheidung notwendig sind. Die aufklärende Ärztin hat dabei die Aufgabe, den Menschen, der eine Patientenverfügung erstellen möchte, in einer für den medizinischen Laien verständlichen Form ausreichend zu informieren. Fehlende Informationen über die moderne Medizin und ihre möglichen Mittel können zu einer falschen Vorstellung und zu missverständlichen Formulierungen führen. Die Ärztin muss schließlich auch überprüfen, ob die Patientin die möglichen Rechtsfolgen der Verfügung richtig einschätzen kann. Die Entscheidung, mit der in der Patientenverfügung eine Behandlung abgelehnt wird, ist rechtlich verbindlich. Jede Ärztin muss diese

Entscheidung befolgen, auch wenn sie persönlich eine andere Meinung vertritt. Dies ist auch dann der Fall, wenn die Behandlung medizinisch indiziert ist und die Patientin ohne sie voraussichtlich sterben wird. Diese Art von Patientenautonomie begrenzt somit die ärztliche Behandlungspflicht, die Patientenverfügung enthält eindeutige Handlungsanweisungen für die ärztlichen Entscheidungen. Die Autonomie des Menschen als Patient*in ist das oberste Prinzip der modernen Medizin. Der Wunsch nach aktiver Sterbehilfe kann jedoch nicht Teil der Patientenverfügung sein. Die betreuenden Personen sollten auch nicht über den Umweg der Patientenverfügung zur Mitwirkung am Selbstmord angehalten werden. Die Tötung auf Verlangen ist ebenfalls strafrechtlich nicht möglich. Die Patientenverfügung besitzt ein gewisses Missbrauchspotenzial, vor allem dann, wenn sich das Interesse der Patient*innen mit dem Interesse anderer Personen (Gesundheitsberufe, Angehörige, Zugehörige) überschneidet.

Die aktuellen Entscheidungen des Verfassungsgerichtshofes (2020), in der es als verfassungswidrig angesehen wurde, jede Art von Hilfe zur Selbsttötung ausnahmslos zu verbieten, wird Auswirkungen auch auf die Erstellung der Patientenverfügung haben. Das Recht auf freie Selbstbestimmung umfasst somit sowohl das Recht auf die individuelle Gestaltung des Lebens als auch das Recht auf ein menschenwürdiges Sterben. Somit hat die Sterbewillige für ihre Selbsttötung das Recht, die Hilfe von Dritten in Anspruch zu nehmen. Selbstverständlich ist die *Community Health Nurse* nicht verpflichtet, sie dabei zu unterstützen. In Zukunft wird es also unerheblich sein, ob die Betroffene aufgrund der freien Selbstbestimmung lebensverlängernde oder lebenserhaltende medizinische Maßnahmen ablehnt oder in Ausübung des Selbstbestimmungsrechts ihr Leben beendet.

Wichtig zu erwähnen ist allerdings, dass weder soziale noch ökonomische Umstände die freie Selbstbestimmung beeinflussen dürfen. Der Gesetzgeber sollte diesen Missbrauch durch geeignete Maßnahmen und gesetzliche Verankerungen verhindern. Die Entscheidung, sich selbst zu töten, sollte nicht unter dem Einfluss Dritter gefasst werden (G 139/2019).

Die aufklärende Ärztin muss die ärztliche Aufklärung und das Vorliegen der Entscheidungsfähigkeit sowie die Gründe, z. B. ein Zusammenhang mit einer früheren oder aktuellen Erkrankung, für das Erstellen der Patientenverfügung dokumentieren. Die Aufklärung muss von der Ärztin unterschrieben werden. Name und Anschrift müssen von ärztlicher Seite ebenfalls dokumentiert werden.

## 4.4.2 Erneuerung der Patientenverfügung

Die Medizin entwickelt sich ständig weiter und die Haltung der Patient*innen gegenüber abgelehnten medizinischen Maßnahmen kann sich im Laufe der Zeit verändern. Aus diesem Grund ist es vernünftig, die Wirksamkeitsdauer einer verbindlichen Patientenverfügung zeitlich zu begrenzen, und in diesem Sinne wurde dies auch gesetzlich geregelt.

Die verbindliche Patientenverfügung verliert acht Jahre nach Errichtung ihre Verbindlichkeit. Es kann allerdings auch eine kürzere Frist bestimmt werden. Nach Ablauf der gesetzlich definierten oder gemeinsam vereinbarten Zeit muss die Patientenverfügung durch eine entsprechende ärztliche Aufklärung erneuert werden. Mit jeder nachträglichen Änderung beginnt die Frist der Patientenverfügung neu zu laufen. Eine Patientenverfügung verliert ihre Verbindlichkeit nicht, wenn die Patientin diese mangels Entscheidungsfähigkeit nicht mehr erneuern kann. Für die Erneuerung ist es lediglich erforderlich, die ärztliche Aufklärung zu erneuern. Es werden somit auch die Fortschritte der Medizin beachtet.

## 4.4.3 Inhalt und Aufbau der Patientenverfügung

Beim Erstellen der Patientenverfügung ist es erforderlich, die Situation, in welcher sie gelten sollte, und die Ablehnung der medizinischen Maßnahmen genau zu beschreiben. Je individueller die Beschreibungen sind, desto besser erfolgt die Umsetzung durch das Behandlungsteam. In einer verbindlichen Patientenverfügung müssen die medizinischen Behandlungen, die Gegenstand der Ablehnung sind, konkret beschrieben sein, oder sie müssen aus dem Gesamtzusammenhang der Verfügung klar und deutlich hervorgehen. Pflegerische Maßnahmen unterliegen nicht dem Anwendungsbereich. Es ist daher nicht gesetzeskonform, z.B. die Grundversorgung mit Nahrung und Flüssigkeit auszuschließen.

Beispiele für medizinische Behandlungen, die abgelehnt werden können, sind:

- künstliche Ernährung mittels Sonde (PEG und Magensonde);
- Verabreichung von intravenösen und subkutanen Infusionen;
- antibiotische Therapie;
- Medikamente zur Aufrechterhaltung lebenswichtiger Organe;
- Aufrechterhaltung lebenswichtiger Organfunktionen (Dialyse, Herz-Lungen-Maschine, Defibrillator, Herzschrittmacher);
- Verabreichung von Blut und Blutbestandteilen;
- künstliche Beatmung in jeder möglichen Form (Maskenbeatmung, Tracheotomie);
- Wiederbelebungsmaßnahmen durch den Rettungs- und Notarztdienst.

Beispiele für Situationen, in denen die Patientenverfügung gelten sollte:

- bei Demenz im Endstadium;
- bei irreversiblem Ausfall der Herz-Lungen-Funktion;
- bei dauerndem Ausfall lebenswichtiger Organfunktionen des Körpers;
- bei schwerer Atemnot und lebensbedrohlichem Atemversagen;
- bei Unfall, Schlaganfall, Herzinfarkt, Ganzkörperlähmung, Sauerstoffmangel oder sonstiger Krankheit.

Es ist erforderlich, dass der Mensch, der eine Patientenverfügung erstellen lässt, ihre Folgen richtig einschätzen kann. Allgemeine Formulierungen wie z. B. der Wunsch nach der Unterlassung einer risikoreichen Operation, die Ablehnung einer künstlichen Lebensverlängerung oder der Wunsch nach natürlichem Sterben sind zu ungenau, um daraus den Willen der Patientin ableiten zu können. Der Inhalt der Verfügung muss außerdem mit dem Strafrecht vereinbar sein.

Die Patientenverfügung kann auch Anmerkungen beinhalten, wie z. B. die Benachrichtigung einer bestimmten Vertrauensperson sowie auch die Ablehnung des Kontakts zu einer bestimmten Person. Beide Varianten sind möglich. Zu den weiteren Anmerkungen, die in einer Patientenverfügung gemacht werden können, zählt auch, dass der betreffende Mensch einer wirkungsvollen Schmerztherapie zustimmt, auch wenn dadurch möglicherweise sein Leben verkürzt wird. Es besteht darüber hinaus die Möglichkeit, die Situation zu bestimmen, in der die Betreffende die letzte Lebensphase verbringen möchte (z. B. Pflege durch die eigene Familie zu

Hause), und es kann auch der Transfer ins Krankenhaus abgelehnt werden, selbst wenn die dadurch fehlende Betreuung zum baldigen Versterben führen könnte. Ebenso kann die Verlegung in eine stationäre Hospizeinrichtung beschrieben werden. Außerdem besteht die Möglichkeit, die religiöse Begleitung bis zum Tod zu regeln.

## 4.4.4 Unwirksamkeit der Patientenverfügung

Jede Patientenverfügung muss die Wirksamkeitsvoraussetzungen erfüllen. Fehlt auch nur eine einzige Voraussetzung, so darf die Patientenverfügung bei der Behandlung nicht beachtet werden. Sie muss somit frei von Willensmängeln sein. Eine Patientenverfügung wird unwirksam, wenn sie nicht frei (freiwillig), ernstlich erklärt oder durch einen Irrtum, eine List, eine Täuschung oder durch physischen oder psychischen Zwang veranlasst wurde. Dies kann etwa der Fall sein, wenn auf den Menschen, der eine Patientenverfügung erstellt, ein unangemessener finanzieller oder auch gesellschaftlicher Druck ausgeübt wird, eine bestimmte Behandlung in Zukunft abzulehnen. Die Patientenverfügung ist auch unwirksam, wenn der Inhalt strafrechtlich nicht zulässig ist und somit vom Strafgesetzbuch abweicht. Weiters ist sie unwirksam, wenn sich der Stand der medizinischen Wissenschaft im Hinblick auf den Inhalt der Verfügung seit der Errichtung wesentlich verändert hat.

Die Patientenverfügung ist auch dann unwirksam, wenn der Mensch, der sie erstellt hat, sie widerruft oder zu erkennen gibt, dass er nicht mehr an sie gebunden sein möchte. Es besteht die Möglichkeit, die Verfügung jederzeit formfrei zu widerrufen. Der Widerruf kann ausdrücklich schriftlich, mündlich oder durch schlüssiges Verhalten (eindeutige Handlung) erklärt werden. Die Verfügung kann auch durch Zerreißen unwirksam werden (§ 10 PatVG).

Nachfolgend werden noch die verschiedenen Arten einer Patientenverfügung dargestellt. Auch diese Information ist für eine *Community Health Nurse* wichtig, um etwaige Informations- und Beratungsgespräche oder Vorträge in einer interessierten Gemeinde zu führen.

## 4.4.5 Arten der Patientenverfügung

Es werden zwei Arten von Patientenverfügungen unterschieden: 1. die verbindliche und 2. die nichtverbindliche bzw. andere Patientenverfügung. Die Voraussetzungen für die Errichtung einer verbindlichen Verfügung sind im Gesetz (§ 4–7 PatVG) geregelt.

### 4.4.5.1 Verbindliche Patientenverfügung

Die Errichtung hat in einer Rechtsanwaltskanzlei, einem Notariat, einer rechtskundigen Patientenvertretung oder einer rechtskundigen Vertretung des Erwachsenenschutzvereines zu erfolgen. Die Errichtung muss höchstpersönlich erfolgen und die Person muss entscheidungsfähig sein.

Es muss eine ärztliche Aufklärung erfolgen, in der die Folgen der Ablehnung bestimmter medizinischer Behandlungen deutlich gemacht und die medizinischen Maßnahmen beschrieben werden.

### 4.4.5.2 Andere oder nichtverbindliche Patientenverfügung

Die strengen Formvorschriften und Inhaltsvorschriften gemäß § 4–7 PatVG werden nicht eingehalten. Diese Patientenverfügung kann formfrei errichtet werden. Dies bedeutet, dass die Verfügung keine besondere Form haben muss, um gültig zu sein. Sie wird zur Ermittlung des mutmaßlichen Willens jedoch berücksichtigt und dient als Orientierungshilfe bei der Behandlung. Je mehr sie die Voraussetzungen der verbindlichen Patientenverfügung erfüllt, desto mehr ist sie zu berücksichtigen (§ 9 PatVG).

Ob eine andere Patientenverfügung vorliegt oder nicht, hängt nach § 9 PatVG von folgenden Faktoren ab:

- inwieweit der betreffende Mensch die Krankheitssituation, auf die sich die Patientenverfügung bezieht, sowie deren Folgen zum Errichtungszeitpunkt einschätzen konnte;
- wie konkret die medizinischen Behandlungen, die Gegenstand der Ablehnung sind, beschrieben sind;
- wie umfassend eine der Errichtung vorangegangene ärztliche Aufklärung war;

- inwieweit die Verfügung von den Formvorschriften für eine verbindliche Patientenverfügung abweicht;
- wie lange die letzte Erneuerung zurückliegt;
- wie häufig die Patientenverfügung erneuert wurde.

## 4.4.6 Entscheidungshilfen bei der Erstellung einer Patientenverfügung

Die Erstellung einer Liste, die die „Vorteile" und „Nachteile" einer Patientenverfügung gegenüberstellt, kann für die Betroffenen eine große Hilfestellung sein. Es ist empfehlenswert, die Liste nicht in einer depressiven Stimmungslage zu erstellen. Es könnte sein, dass in einer anderen emotionalen Stimmung anders entschieden wird. Ein mehrmaliges Abwägen der „Für" und „Wider" von medizinischen Maßnahmen ist unbedingt zu empfehlen.

Es kann auch eine große Hilfe für die Betroffenen sein, sich vor der Erstellung mit folgenden Fragen auseinanderzusetzen:
- Warum möchte ich eine Patientenverfügung errichten?
- Was bedeutet es für mich, Schmerzen zu leiden?
- Wie lange möchte ich „leiden"?
- Was bedeutet für mich Sterben?
- Was bedeutet für mich Lebensqualität?
- Möchte ich lebensverlängernde medizinische Maßnahmen zulassen, die meine Lebensqualität nicht mehr verbessern?

Die *Community Health Nurse* kann im Rahmen ihrer Tätigkeit die Betroffenen dabei unterstützen, eine Antwort auf diese Fragen für sich zu finden oder auch andere Fragen zu formulieren. Die Errichtung einer Patientenverfügung hat massive Auswirkungen, und diese Entscheidung sollte deswegen reiflich überlegt werden. Es sollte eine intensive Auseinandersetzung mit dem Thema erfolgen können. Eine *Community Health Nurse* kann diese wichtige Person sein, mit der die Menschen in einer Gemeinde diese Themen besprechen, die alle erforderlichen Informationen zur Verfügung stellt und ihnen mittels Beratungsgesprächen hilft, mit ihren Ängsten und Unklarheiten umzugehen. Nach einer solchen Auseinandersetzung steigt die Wahrscheinlichkeit, dass fundiert begründete und gut überlegte Entscheidungen, die für die betroffenen Menschen auch nachhaltig stimmig sind, getroffen werden können.

In den nachfolgenden Kapiteln werden pflegerische Instrumente vorgestellt, die sich für eine Umsetzung von *Community Health Nursing* geeignet zeigen.

# 5 Instrumente der Umsetzung von Community Health Nursing

Als Erstes wird das Thema *Community Health Assessment* vertiefend behandelt. Der Einsatz eines *Community Health Assessment* kommt in der ersten Phase des *Public Health Nursing Process* zur Erfassung von relevanten gesundheitsbezogenen Aspekten zur Anwendung. Die Bedeutung dieses Instruments in diesem Prozess wurde bereits ausführlich in Kap. 3.1 und 3.2.1 erläutert.

## 5.1 Community Health Assessment

Assessments zur Erfassung von gesundheitsförderlichen und -gefährdenden Aspekten in einer Gemeinde sind bereits vonseiten der WHO generiert worden. Der Link für das von der WHO (2001) generierte *Community Health Needs Assessment* befindet sich im Literaturverzeichnis, und die gesamte Version ist online abrufbar. Diese Publikation der WHO beinhaltet einerseits eine Anleitung für Praktizierende und andererseits Anleitungen für Lehrende, um den Kompetenzerwerb, der für die Durchführung eines *Community Health Assessments* notwendig ist, auch in der Ausbildung vermitteln zu können. Damit ist das *Community Health Needs Assessment* geeignet zur Unterstützung bei der Implementierung in der Praxis und für den Kompetenzaufbau in der Ausbildung.

Anhand der Umsetzung eines Lehrprojektes, in das eine der Verfasserinnen persönlich involviert war, soll nun nachfolgend aufgezeigt werden, wie die Durchführung eines solchen Assessments in der Praxis und auch im österreichischen Kontext funktionieren kann.

Dieses Lehrprojekt wurde mit einer Gruppe amerikanischer und österreichischer Studierender in einer österreichischen Stadt durchgeführt. Die amerikanischen Studierenden führten dieses Projekt im Rahmen ihrer Lehrveranstaltung mit der Thematik *Public Health* an ihrer Universität durch. Sie hatten für die Umsetzung des Projekts eine Exkursion nach Österreich gemacht. Die österreichischen Studierenden der Fachhochschule waren als Projektmitarbeiter*innen in dieses Lehrprojekt involviert.

Das *Community Health Assessment*, welches verwendet wurde, war das Assessment nach Geberich, Stearns und Dowd (2010), welches erstmals im Jahre 1995 speziell für Studierende eines Bachelorstudiengangs als *Community Assessment für Baccalaureate Learners (CAIBL)* entwickelt wurde. Mit diesem Instrument wird eine systematische Vorgehensweise für die Studierenden vorgegeben, und es ermöglicht in strukturierter Weise, Gesundheitsdeterminanten innerhalb einer Gemeinde zu erfassen, die für gesundheitliche Aspekte in der Gemeinschaft ausschlaggebend sind. Darüber hinaus sind Prozesse der Analyse und Interpretation der erfassten Daten und Informationen sowie die Ableitung und Empfehlung von sich daraus ergebenden notwendigen Interventionen inkludiert. Nachfolgend wird näher auf diese einzelnen Umsetzungsschritte eingegangen.

Das Community-Health-Assessment-Instrument ist aus drei aufeinander folgenden Schritten der Umsetzung aufgebaut:

- Beschreibung und Identifizierung einer Gemeinschaft;
- *Windshield Survey;*
- erweiterte Daten- und Informationssammlung durch Interviews.

## 5.1.1 Beschreibung und Identifizierung der Gemeinschaft

In diesem ersten Schritt wurden bereits existierende, durch Recherche zu erfassende Daten und Informationen über die österreichische Stadtgemeinde in diversen Datenbanken und Websites eingeholt und dokumentiert. Dabei wurden z. B. die Bevölkerungsdichte, die Verteilung von alten und jungen Menschen, die Geburtenrate, die Anzahl an Pendler*innen, kulturelle Aspekte wie Zahlen und Fakten über Migrant*innen und Asylant*innen, die politische Ausrichtung etc. erfasst. Auch mögliche, durch Recherche erfassbare Konfliktthemen in der Gemeinschaft wurden aufgenommen und analysiert. Dabei dienten vorgegebene Themenbereiche im Assessment als Orientierung für die Studierenden. Danach wurden diese Daten und Informationen hinsichtlich der Bedeutung für gesundheitsförderliche und -gefährdende Prozesse analysiert und diskutiert.

## 5.1.2 Windshield Survey

Im zweiten Schritt dieses *Community Health Assessments*, dem sogenannten *Windshield Survey*, wurden Beobachtungen und Wahrnehmungen
innerhalb der Gemeinde während eines Spaziergangs oder einer Fahrt
durch die Stadtgemeinde getätigt. Subjektive Daten und Informationen,
die durch die Studierenden mit allen Sinnen, also durch Hören, Sehen,
Riechen, Tasten und Schmecken erfasst werden konnten, wurden gesammelt und analysiert. Persönliche Beobachtungen über Menschen, ihren
Lebensstil und die Beschaffenheit der Umgebung, in der sie leben, lieben,
wohnen und arbeiten, wurden gemacht.

In den Ablaufschritten wurde folgendermaßen vorgegangen:

Die Studierenden bildeten für jeden Ortsteil der Stadt eine Gruppe.
Eine Gruppe bestand immer aus amerikanischen und österreichischen
Studierenden. Ihre Erkundigungen in der Stadtgemeinde wurden von einem vorgegebenen Leitfaden begleitet, in dem die Aspekte beschrieben
wurden, die sie während ihres Spaziergangs durch den Ortsteil beachten
und beobachten sollten. Wesentlich in diesem Schritt des Assessments
war, dass die Wahrnehmungen und Beobachtungen der einzelnen Studierenden innerhalb des Ortsteils ganz bewusst mit dem Einsatz aller fünf
Sinne erfolgen mussten. Jeder Aspekt, der durch Sehen, Riechen, Schmecken, Hören und Fühlen, durch einen oder mehrere Sinne gleichzeitig
wahrgenommen werden konnte, wurde aufgenommen, näheren Betrachtungen unterzogen, reflektiert und niedergeschrieben. Dabei war es auch
wichtig, dass amerikanische Studierende und österreichische Studierende
in einer Gruppe waren. Kulturelle Gegebenheiten oder sonstige für die
amerikanischen Studierenden nicht verständliche Faktoren konnten auf
diese Weise schon vor Ort geklärt und erläutert werden.

Bei diesem Beobachtungsspaziergang wurden z.B. in einem Stadtteil
mit Industriegebieten verschiedenste Gerüche identifiziert. Nahe am Fluss,
der in dieser Stadt sehr dominant war, konnten Überschwemmungsmar-
kierungen an betroffenen Häusern wahrgenommen werden. Diese gaben
Hinweise auf die Bedeutung dieses Flusses für das Leben der Menschen in
dieser Gemeinschaft und auch die Bedrohungen durch ihn. Im weiteren
Verlauf nahmen die Studierenden denkmalgeschützte Kopfsteinpflaster
wahr, fehlende barrierefreie Eingänge in Geschäften und noch viele wei-

tere Aspekte. Die Komponenten, die für diesen Teil des Assessments im *Windshield Survey* von Bedeutung waren, waren die Wohnlandschaft, die Flächennutzung, die Raumnutzung, die Grenzen innerhalb der Stadtteile, die allgemeinen Flächen, der Transport, die Servicecenter, die Läden und Geschäfte, die Straßenszene, das Gemeinschaftswachstum, die Rassen, Ethnien und Religionen, die politische Landschaft, die Medien und die Atmosphäre innerhalb der Gemeinde an sich. Alle Wahrnehmungen und Beobachtungen wurden erfasst, reflektiert und niedergeschrieben. In einem gemeinsamen Auswertungsverfahren der Studierenden mit den Lehrpersonen wurden dann alle Daten, Informationen, Wahrnehmungen und Beobachtungen gesammelt, hinsichtlich gesundheitsförderlicher und -gefährdender Prozesse und Faktoren analysiert, diskutiert, interpretiert und ausgewertet. Die Ergebnisse wurden mit dem ersten Teil des Assessments, den Rechercheergebnissen, abgeglichen. Ein Zwischenbericht wurde erstellt und danach wurde entschieden, welche Unklarheiten, noch offene Fragen etc. im dritten und letzten Teil dieses Assessments durch Interviews mit Verantwortlichen der Stadtgemeinde geklärt werden mussten. Daraufhin wurden entsprechende Interviewtermine organisiert und die Studierenden besuchten die Verantwortlichen vor Ort. Die österreichischen Studierenden hatten die Aufgabe, zu übersetzen, falls eine verantwortliche Person dies benötigte.

### 5.1.3 Erweiterte Daten- und Informationssammlung durch Interviews

Die Einrichtungen und Organisationen, in denen Interviews für die Generierung von erweiterten Daten und Informationen durchgeführt wurden, waren das Gesundheitsamt, das Sozialamt, die Stadtpfarrkirche, mobile Pflege- und Betreuungsorganisationen, die Rettung, die Justizanstalt, die Feuerwehr, eine Schule, die Abfallberatung der Stadtgemeinde, die Kläranlage, das Bürgermeisteramt, die Bestattung, das Bürgerservice sowie der Bustransport. Die Antworten auf die ergänzenden Fragen, die vorher überlegt und formuliert worden waren, betrafen die medizinische, soziale und pflegerische Versorgung der Menschen in der Stadtgemeinde, vorhandene gesundheitsförderliche und risikominimierende Angebote und Leistungen sowie hygienische Aspekte, um nur ein paar Punkte zu erwähnen. Auch Unklarheiten konnten noch geklärt werden.

## 5.1.4 Analyse, Diskussion und Interpretation der Daten und Informationen

Nach der Umsetzung dieses dritten Teils des Assessments erfolgte eine Zusammenführung aller Informationen und Daten aus allen drei Umsetzungsschritten. Eine abschließende Analyse und Interpretation wurde in einem gemeinsamen Prozess vorgenommen, gesundheitsbezogene Aspekte wurden erfasst und Interventionen sowie Empfehlungen für eine Optimierung von potenziellen Gesundheitsgefährdungen erarbeitet.

Der gesamte Ergebnisbericht wurde schließlich der Stadtgemeinde vorgestellt. Einige der wichtigsten Erkenntnisse werden nachfolgend aufgezeigt.

## 5.1.5 Ergebnisse sowie abgeleitete Interventionen und Empfehlungen

Die ersten Ergebnisse im Rahmen dieses Assessments zeigten die positiven, gesundheitsfördernden Aspekte der Stadtgemeinde. Die sehr hohe Lebensqualität in Bezug auf Luft- und Wasserqualität wurde als wesentlicher Mehrwert in dieser Stadtgemeinde für die Bewohner*innen aufgezeigt. Aber auch der Aspekt der Bedrohung durch die ständige Gefahr von Überschwemmungen und Hochwasser wurde analysiert und wahrgenommen und im Ergebnisbericht abgebildet. Das Krisenmanagement der Verantwortlichen der Stadt im Falle eines Hochwassers wurde analysiert, und der Ergebnisbericht zeigte, dass diese Stadt über ein sehr effektives und effizientes Risikomanagement im Falle eines Hochwassers verfügte.

Weitere gesundheitsbezogene Aspekte wurden auf Ebene der Transportsysteme analysiert und aufgezeigt. In den Transportsystemen der Stadtgemeinde waren gut durchdachte Sicherheitsvorkehrungen und Notfallmaßnahmen geplant. In Bezug auf hygienische Aspekte war eine kontinuierliche wöchentlich Reinigung durch die Busfahrerin geplant, aber es waren keinerlei Vorkehrungen für eine regelmäßige Desinfektion z. B. bei Grippeepidemien berücksichtigt worden. In Zeiten einer Pandemie erweist sich dieser Aspekt natürlich als noch relevanteres Thema, das kritisch beleuchtet werden muss und gut überlegte, sinnvolle Interventionen erfordert.

Im Bereich der allgemeinen Flächen, die in dieser Stadt sehr häufig aus historischen *Kopfsteinpflastern* bestanden, zeigten sich gesundheitsgefährdende Aspekte für die Bevölkerung der Stadtgemeinde. Durch den rauen Untergrund auf Fortbewegungsflächen ergaben sich große Herausforderungen für Menschen mit Beeinträchtigungen. Das Fahren mit Rollstühlen oder auch das Gehen mit Rollatoren war sehr erschwert. Viele Gehsteige zeigten auch keine Abflachungen oder waren viel zu eng, um mit Rollstühlen darauf fahren zu können. Auch an behindertengerechten Zugängen mangelte es bei manchen Gebäuden. Gezielte Interventionen zur Optimierung wurden empfohlen.

Im Bereich der Vernetzung von öffentlichen Einrichtungen mit den sehr gut organisierten Feuerwehr- und Rettungssystemen ergaben die Erhebungen der Studierenden, dass noch nicht alle Schulen einen in das System eingebundenen Rauchmelder zur schnellstmöglichen Weiterleitung an das Meldesystem der Feuerwehr besaßen. Diese Investition wurde zur Gewährleistung der öffentlichen Sicherheit dringend empfohlen, und diese Empfehlung wurde innerhalb von 14 Tagen auch umgesetzt.

An der besuchten Schule zeigte sich, dass die Förderung der Gesundheit und alle präventiven Maßnahmen nur dem Lehrpersonal und der Schulärztin oblagen. Die Ärztin war in dieser Schule jedoch nur zu sehr begrenzten Zeiten vor Ort. Es wurde die dringende Empfehlung ausgesprochen, zur Entlastung des Lehrpersonals und zur frühzeitigen Erkennung von Gesundheitsgefährdungen der Schulkinder eine Pflegeperson mit Public-Health-bezogenen Kompetenzen, eine sogenannte *Schoolnurse*, zu implementieren. Für die amerikanischen Studierenden war das Fehlen einer Pflegeperson an Österreichs Schulen kaum verständlich und wurde als höchst problematisch wahrgenommen. Gerade in Zeiten dieser Pandemie zeigt sich in besonderem Maße, welchen Mehrwert eine Pflegeperson an Schulen zur Bewältigung der Herausforderungen rund um das Coronavirus haben könnte.

In Bezug auf die öffentliche Gesundheit in der Stadtgemeinde wurde bemerkt, dass die diesbezügliche Verantwortung von einer einzigen Institution, dem Gesundheitsamt, und einer einzigen Person, der leitenden Amtsärztin, wahrgenommen wurde. Von den Studierenden wurde die dringende Empfehlung zur Implementierung einer *Community Health Nurse* ausgesprochen. Sie zeigten auf, dass durch das kontinuierliche Einschätzen der Situation vor Ort durch eine *Community Health Nurse* das frühzeitige Erfassen von gesundheitsgefährdenden Entwicklungen in den verschiedensten Lebensbereichen der Menschen gewährleistet wäre. Auch durch ihre kooperierende und koordinierende Rolle könnte die *Community Health Nurse* in enger interdisziplinärer und multiprofessioneller Zusammenarbeit einen wichtigen Beitrag zu effizienten, effektiven und kostensparenden Umsetzungsprozessen für die Optimierung in der öffentlichen Gesundheit leisten.

Im Bericht der Studierenden wurde auch explizit aufgezeigt, dass eine solche Pflegeperson nie alleine, sondern immer in einem Netzwerk mit allen relevanten Berufsgruppen zusammenarbeitet. Durch die Interventionen einer *Community Health Nurse* entsteht kein Machtverlust von ärztlichen Berufen. Es geht um ein effizientes und effektives Miteinander aller Berufsgruppen auf gleicher Augenhöhe. Das gemeinsame Ziel muss darin bestehen, die bestmöglichen Voraussetzungen zur Optimierung von Gesundheit und Lebensqualität für die Bewohner*innen der Stadtgemeinde zu erreichen.

Mit diesem kurzen Ausschnitt aus dem Ergebnisteil eines Lehrprojekts mit Studierenden sollte ein kleiner Einblick in den zu erwartenden Mehrwert durch die Erfassung solcher gesundheitsrelevanter Aspekte für die Menschen in einer Stadtgemeinde gegeben werden.

Für die Optimierung von Gesundheit und Lebensqualität einer Gesellschaft ist auch die Familie von entscheidender Bedeutung. Schwarz, Johansson und Ladurner (2008) bezeichnen die Familie in ihrer Publikation als Determinante der Gesundheit. Für das Handlungsfeld einer *Community Health Nurse* ist, ausgehend von diesem Verständnis, die professionelle Begleitung und Unterstützung von Familien von besonderer Bedeutung.

## 5.2 Calgary Familien-Assessment- und Familien-Interventionsmodell
## 15 minute Family Interview

Die Familie wurde auch vonseiten der WHO (2000) als Kern- oder Keimzelle der Gesellschaft bezeichnet und als bedeutender Faktor für die Gesundheit einer Bevölkerung erkannt. Dem Berufsfeld der Pflege wurde eine Schlüsselrolle bei der Begleitung von Familien zur Optimierung der Gesundheit sowie zur Steigerung der Gesundheitskompetenz in der Bevölkerung zugesprochen. Auch das im vorhergehenden Kapitel erwähnte *Community Health Needs Assessment* wurde ursprünglich als Unterstützung für die Umsetzung von Implementierungskonzepten der Thematik *Family Health Nursing* erarbeitet. Auch hier zeigen sich wieder die fließenden Übergänge der drei verschiedenen Ebenen von Public-Health-bezogenen Handlungsfeldern.

Ein sehr effizientes Instrument für die pflegespezifische Begleitung und Betreuung von Familien ist im Modell der familienzentrierten Pflege, dem Calgary Familien-Assessment- und Familien-Interventionsmodell beschrieben. Dieses Modell wurde in einem jahrzehntelangen Forschungsprozess ursprünglich von den Pflegeexpertinnen Wright und Leahey der Universität Calgary in Kanada entwickelt. Mittlerweile entwickelt sich dieses Modell durch Umsetzungsprojekte in der Praxis sowie durch weltweit generierte Ergebnisse von Forschungsprojekten kontinuierlich weiter. Der Austausch hinsichtlich neuer Entwicklungen und Ergebnisse sowie eine Möglichkeit zur Vernetzung bietet die *International Family Nursing Association*, in der auch Österreich vertreten ist.

In Österreich befindet sich aktuell das Pilotprojekt *Familienzentriertes Case Management* mit Case Manager*innen einer mobilen Pflege- und Betreuungsorganisation in der Umsetzung. In dieser Praxisforschung der Verfasser*innen wird die Implementierung des *15 minute Family Interviews* oder *15-Minuten-Familiengesprächs* begleitevaluiert. Ergebnisse werden in einem Jahr zu erwarten sein.

International gibt es jedoch bereits sehr viele Studienergebnisse, die die Wirksamkeit des *15 minute Family Interviews* aufzeigen. Dabei handelt es sich um einen von den Grundelementen des umfassenden Calgary

Familien-Assessment- und Familien-Interventionsmodells abgeleiteten, praxisrelevanten Interviewleitfaden für ein Familiengespräch. Auf die Inhalte dieser Grundelemente wird in Kap. 5.2.2 näher eingegangen. Zuvor wird in den nachfolgenden Erläuterungen noch auf das zugrundeliegende familiensystemische Verständnis bei der Begleitung und Betreuung von Familien im Sinne einer familienzentrierten Pflege nach Wright, Leahey, Shajani und Snell (2021) eingegangen.

## 5.2.1 Familiensystemisches Verständnis

Um Familien entsprechend begleiten und gesundheitsförderliche, pflegespezifische Interventionen setzen zu können, ist ein familiensystemisches Verständnis Voraussetzung. Die Familie wird in der familienzentrierten Pflege als System oder Einheit angesehen. Die Familienmitglieder können, müssen aber nicht miteinander verwandt sein und können, müssen aber nicht zusammenleben. Zur Einheit können Kinder gehören, müssen es aber nicht. Diese Einheit zeichnet sich durch Zugehörigkeitsgefühl und Bindung zwischen den Mitgliedern einschließlich zukünftiger Verpflichtungen aus. Die Mitglieder dieser Einheit, dieses Familiensystems, übernehmen füreinander Fürsorgefunktionen wie Schutz, Ernährung und Sozialisation.

Familien werden nach den Prinzipien der Funktionsweise sozialer Systeme im Rahmen der Systemtheorie verstanden. Ein Familiensystem setzt sich von diesem Verständnis ausgehend aus Subsystemen, den Familienmitgliedern, zusammen. Diese Familienmitglieder beeinflussen mit ihrem Verhalten, ihren Reaktionen etc. sowohl einander als auch das gesamte Familiensystem. Darüber hinaus ist eine Familie umgeben und beeinflusst von weiteren Systemen, z. B. von Gemeinschaften in der Gemeinde, in der sie wohnt, etwa von einem Pensionistenverein, einem Fußballverein, vom Arbeitsplatz mit den Kolleg*innen und den Vorgesetzten, der Schule usw. Die Familienmitglieder sind meistens in verschiedenste Organisationen involviert – Systeme, in denen sie mitwirken und von denen sie wiederum beeinflusst werden.

In jeder Familie haben sich gewisse Dynamiken, Prinzipien, Tagesstrukturen, verfestigte Rollen usw. im Zusammenleben der einzelnen Subsysteme entwickelt. Im Idealfall haben diese sich bewährt und können den Familienmitgliedern im Familiensystem Stabilität und Halt bieten. Wenn sich jedoch ein Familienmitglied verändert, dann verändert diese Veränderung das ganze System der Familie, z. B. wenn ein Kind auszieht und sein eigenes Leben lebt oder wenn ein Familienmitglied erkrankt und die bisherige Rolle im Familiensystem nicht mehr ausfüllen kann.

Familien haben grundsätzlich die Fähigkeit, mit solchen Veränderungen umzugehen. Die Familienmitglieder sind selbst die Expert*innen und kennen ihre Ressourcen und Bewältigungsstrategien bei Herausforderungen in der Familie am besten. Familien sind im familiensystemischen Verständnis im Normalfall *selbstregulierungsfähig*. Aber wenn jemand ernsthaft und längerfristig erkrankt, irreversible gesundheitliche Beeinträchtigungen zeigt, wie z. B. demenzielle Symptome oder sonstige gesundheitliche Herausforderungen zu bewältigen hat, sind die Familienmitglieder häufig überfordert und benötigen Unterstützung von außen, um mit den Veränderungen, die eine solche Herausforderung mit sich bringt, umgehen zu können!

In einer solchen Situation ist es entscheidend, dass Familien unter Berücksichtigung und Einbeziehung ihrer eigenen Fähigkeiten, Ressourcen und Bewältigungsstrategien entsprechende Unterstützung von Gesundheitsprofessionen, von einer *Community Health Nurse*, erhalten. Entscheidend bei der Einschätzung des notwendigen Unterstützungsangebots ist auch die Qualität des Zusammenspiels der Subsysteme in einer Familie und den Systemen, die darüber hinaus noch eine Bedeutung für die Familie haben. Das bedeutet für eine *Community Health Nurse*, dass es wichtig ist, zu erfassen, welche Art von Beziehungen in der Familie und außerhalb vorherrschen. Sind es belastende Beziehungen, die die Selbstregulierungsfähigkeit der Familie weiter schwächen, oder sind es Beziehungen, die Ressourcen darstellen und der Familie und den einzelnen Familienmitgliedern Stärke, Halt und Kraft geben? Es ist Aufgabe der Pflegeperson, die Qualität des Zusammenspiels in der Familie hinsichtlich belastender und fördernder Beziehungen zu analysieren und den Unterstützungsbedarf einzuschätzen. Pflegespezifische, gesundheitsförderliche Interventionen müssen mit dem Ziel gesetzt werden, die Familie wieder ihre Selbstregulierungsfähigkeit finden zu lassen, aus der heraus sie die Herausforderungen wieder im eigenen Familiensystem bewältigen kann. Dabei braucht es vonseiten der Pflegeperson eine sehr kompetente, umfassende und reflektierte Einschätzung und Beobachtung der Gesamtsituation. Oft bemerkt ein Familienmitglied die eigene Überforderung oder auch das ständige Bemühen der anderen nicht und ärgert sich nur, erkennt den ursächlichen Faktor aber nicht, warum ein anderes Familienmitglied ständig nörgelt, wütend oder traurig ist und sich zurückzieht. Sehr häufig erzeugt erst diese bewusste Wahrnehmung ein Verständnis für das Befinden der anderen, was wiederum eine Annäherung und den Aufbau des gegenseitigen Verstehens in der Familie anregt. Veränderungsprozesse werden initiiert, die das Familiensystem durch dieses gegenseitige Verstehen wieder stärken und befähigen, eigene Lösungen zur Bewältigung der individuellen Situation zu finden.

In der Publikation von Wright, Leahey, Shajani und Snell (2021) mit dem Titel *Familienzentrierte Pflege* werden diesbezüglich viele Studienergebnisse aufgezeigt, von denen entsprechende Interventionen abgeleitet wurden. Die Ergebnisse bestätigen, dass es sehr häufig nur eine veränderte Perspektive, ein verändertes Verständnis der Situation braucht, um selbst wieder handlungsfähig zu werden. Handlungsfähigkeit ist die Voraussetzung, um hinsichtlich notwendiger Unterstützungsleistungen und der Umsetzung von Lösungsstrategien eigene Entscheidungen treffen zu können.

In diesem Verständnis der Selbstregulationsfähigkeit von Familien und den damit verbundenen pflegespezifischen Unterstützungsangeboten liegt für eine *Community Health Nurse* der entscheidende Faktor für die Grenzen pflegerischen Handelns im Familiensystem im Rahmen einer psychosozialen Betreuung. Falls es der Familie nicht gelingt, durch die Unterstützung von gesundheitsförderlichen, pflegespezifischen Interventionen die eigene Regulierungsfähigkeit wiederzuerlangen, ist der Anlass für eine interdisziplinäre Zusammenarbeit mit Psycholog*innen oder Psychotherapeut*innen etc. gegeben. Unter diesen gesundheitsförderlichen pflegespezifischen Interventionen sind aber auch die in Kap. 3.2.3 angeführten Interventionen der Familien- und Patientenedukation zu verstehen.

Ein weiteres, sehr effizientes Instrument für die pflegespezifische Unterstützung ist das *15 minute Family Interview*.

## 5.2.2 Das 15 minute Family Interview oder das 15-Minuten-Familiengespräch

Wie schon vorher erwähnt, wurde im Rahmen des Calgary Familien-Assessment- und -interventionsmodells aus den Grundelementen dieser beiden sehr umfangreichen Modelle ein systematischer Leitfaden für ein Familiengespräch – *das 15 minute Family Interview* oder *15-Minuten-Familiengespräch*[6] abgeleitet. Es erweist sich als ein sehr effizientes, forschungsbasiertes Instrument für die pflegespezifische gesundheitsförderliche Begleitung und Unterstützung von Familien durch eine *Community Health Nurse* in Österreich. Nachfolgend werden die Grund- bzw. Schlüsselelemente eines *heilenden*, produktiven und wirkungsvollen Familiengesprächs, wie es in der Übersetzung der Publikation von Wright et al. (2021) beschrieben wird, dargestellt. Es wird auch immer wieder auf Studienergebnisse hingewiesen, welche mit genauen Angaben in dieser Publikation zu finden sind.

Die Grund- oder Schlüsselelemente bestehen aus fünf verschiedenen Themenbereichen: familienzentrierte Gespräche, Umgangsformen, Geno- und Ökogramm, familienzentrierte Fragestellungen sowie der Thematik der Wertschätzung und Anerkennung.

### 5.2.2.1 Grundelement familienzentrierte Gespräche

Alle Gespräche zwischen Pflegepersonen und Familien werden in Studienergebnissen unabhängig von ihrer Dauer als potenziell heilend beschrieben. Die Tatsache, dass sie Familienmitglieder zusammenbringen, ist der wesentliche Aspekt, der eine heilsame Wirkung hat. Die Familienmitglieder fühlen sich durch die Wahrnehmung der familiären Einheit gestärkt und können wieder zur Optimierung der Gesundungsprozesse einzelner Familienmitglieder beitragen. Die Familie kann beginnen, ihre Stärken, die Kraft und Energie, die von ihrem Zusammenhalt ausgehen, zu erkennen und für die Bewältigung zu nutzen. Dabei sind es nicht Länge oder Dauer des Gesprächs, die von Bedeutung sind, sondern die Tatsache, dass

---

6 In der Übersetzung der Originalliteratur von Wright et al. (2021) wird von einem 15-minütigen (oder kürzeren) Familiengespräch ausgegangen. Um die Verständlichkeit zu erhöhen, wurde der Titel adaptiert.

die Familien in ihrer Einheit sowie die einzelnen Familienmitglieder anerkannt und bestätigt werden.

Für eine *Community Health Nurse* bedeutet dies, dass jedes noch so kurze Gespräch mit einer Familie sehr wirksam sein kann. Einen großen Stellenwert hat dabei die Kunst des Zuhörens. Sich mitteilen zu können, von eigenen Erfahrungen, Wahrnehmungen, Ängsten und Sorgen etc. berichten zu können, ist ein großes Bedürfnis in menschlichen Beziehungen. In einem Familiengespräch geht es nicht darum, Lösungen vorzugeben, sondern es gilt, die Menschen zu begleiten und sie zu befähigen, ihre Lösungen zu finden. Der erste Schritt dazu ist es, ihnen die Möglichkeit zu geben, über ihre gesundheitlichen Herausforderungen oder ihre Erkrankung und deren Auswirkung sowie die Bedeutung dessen für alle Beteiligten zu sprechen. Dieses Zuhören verpflichtet eine *Community Health Nurse* auch nicht unmittelbar dazu, etwas zu unternehmen, um die angesprochenen Sorgen und Probleme zu beseitigen. Studienergebnisse zeigen, dass die wichtigste Maßnahme, Intervention und Handlung der Pflegeperson oft einfach nur darin besteht, Mitgefühl und Anerkennung zu zeigen. Diese studienbasierten Erkenntnisse sind sehr bedeutsam für die Haltung und das Verständnis von pflegespezifischen Interventionen vonseiten der Pflegepersonen in Public-Health-bezogenen Rollen. Sie zeigen auch auf, auf welcher bedeutsamen zwischenmenschlichen Ebene sich diese psychosozialen Interventionen von Pflegepersonen, welche im GuKG § 14 verankert sind, befinden. Das zeigt sich auch im nächsten Grundelement – den Umgangsformen.

## 5.2.2.2 Grundelement Umgangsformen

Die Veränderung der Werte und Normen unserer Gesellschaft, auch bezogen auf die als bedeutsam erachteten Umgangsformen miteinander, erfordert eine bewusste Auseinandersetzung. Umgangsformen stellen die Art und Weise dar, wie eine Person sich anderen gegenüber verhält. Gute Umgangsformen sind eine einfache, aber wirkungsvolle Form, Höflichkeit, Respekt und Wohlwollen zum Ausdruck zu bringen. Es zeigt sich, dass der Erfolg einer Intervention, des weiteren Verlaufes eines Familiengesprächs oder ein gelungener Beziehungsaufbau davon abhängen, ob und wie sich jemand vorstellt. Gerade dieser Aufbau einer Beziehung wurde auch im

*Public Health Intervention Wheel* in vielen Interventionsbereichen als Basis für erfolgreiche weitere Interventionen beschrieben. Deswegen sollte diese Thematik, die natürlich auch von kulturellen Faktoren beeinflusst ist, im Handlungsbereich einer *Community Health Nurse* immer wieder reflektiert und, wenn notwendig, optimiert werden.

### 5.2.2.3  Grundelement Geno- und Ökogramm

Die Erstellung eines Geno-/Ökogramms erweist sich als wertvolles Instrument, um Belastungen und Ressourcen in einem Familiensystem zu visualisieren und aufzuzeigen.

Beispiel einer Familie über zwei Generationen

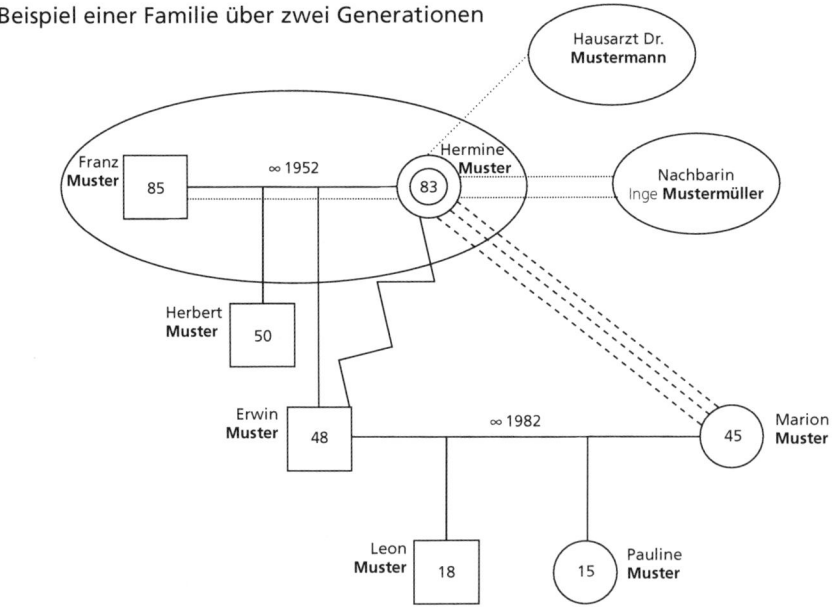

**Abb. 3:** Geno-/Ökogramm (Quelle: Pilotprojekt Familienzentriertes Case Management, voraussichtliche Publikation: Herbst 2022)

Ein Genogramm wird definiert als Instrument für das strukturelle Assessment. Es bildet die Konstellation eines Familiensystems ab. Mithilfe des

Ökogramms können auch Systeme, die über die Familie hinaus Bedeutung haben, erfasst werden. Die roten Linien, die die Systeme oder Subsysteme verbinden, stellen das Beziehungsdiagramm dar. Belastende (z. B. die Zickzacklinie auf der Abbildung) und fördernde Beziehungen (z. B. mehrfache Parallellinien) können so auf einen Blick erfasst werden. In der Publikation von Wright, Leahey, Shajani und Snell (2021) sind die häufigsten Symbole des Geno-/Ökogramms und der Beziehungslinien dargestellt. Geringe Abweichungen in der Symbolik finden sich in verschiedenen Umsetzungsprojekten. Daten wie Name, Alter, Beruf und aktuelle Lebenssituation, aktueller Gesundheitszustand der einzelnen Familienmitglieder, aktuelle Belastungssituationen und/oder unterstützende Faktoren sollten jedoch immer vorhanden sein und für die Fallsituation nutzbar gemacht werden. In einer interdisziplinären und multiprofessionellen Zusammenarbeit können solche Daten und Informationen gemeinsam genutzt werden. Die Familie wird dadurch automatisch in den Mittelpunkt der Überlegungen für entsprechende Unterstützungsangebote gesetzt.

### 5.2.2.4 Grundelement familienzentrierte Fragestellungen

Um im Sinne eines salutogenetischen Gesundheitsverständnisses Familien zu befähigen, eigene Lösungen zu finden und umzusetzen, ist es häufig notwendig, Veränderungsprozesse anzuregen und als ersten Schritt Gedankenprozesse in der Familie in Gang zu setzen. Gezielte Fragestellungen sind eine effiziente Methode dazu. Dabei ist es von Bedeutung, Fragen zu stellen, die auf die Interaktion der Familie abzielen. Mit zirkulären Fragestellungen, sogenannten offenen oder W-Fragen kann man erreichen, dass die Familie oder einzelne Familienmitglieder beginnen können, über z. B. belastende Faktoren nachzudenken – sie können beginnen, zu überlegen, wie die Situation erlebt wird und was das Geschehen/die Herausforderung für die gesamte Familie oder für einzelne Familienmitglieder bedeutet.

Der Inhalt der Fragestellungen wird natürlich vom Kontext abhängen, wo man auf die Familie trifft! Er wird aber natürlich auch vom Zweck des Gesprächs und von der Hypothese der Pflegeperson hinsichtlich der Ursache der Herausforderungen oder Belastungen abhängen. Im *15 minute Family Interview* werden genau diese Aspekte im systematischen Ablauf berücksichtigt. Eine sehr häufig gestellte Frage in einem Familiengespräch ist z. B.: Wer in der Familie leidet am meisten unter diesen Herausforderungen? Diese Frage gibt den Familienmitgliedern die Möglichkeit, ihre Einschätzung und Wahrnehmung der Situation mit allen Familienmitgliedern zu teilen und auch zu erfahren, wie die anderen die Belastung wahrnehmen und einschätzen.

Durch zirkuläre Fragestellungen bekommt aber auch die Pflegeperson wertvolle Informationen. Damit kann sie die Situation in der Familie immer besser einschätzen und gezielte Interventionen setzen, die die Familie stärken und befähigen, eigene Lösungen zu finden.

## 5.2.2.5 Grundelement – Die Stärken der Familie und ihrer Familienmitglieder anerkennen

Wertschätzung und Anerkennung der Familie wird in diesem Grundelement definiert als Bemerkungen vonseiten der Pflegefachpersonen, die die wahrgenommenen hilfreichen Verhaltensmuster wie Stärken, Kompetenzen und Ressourcen einer Familie positiv hervorheben.

In jedem Familiensystem, und sei es noch so sehr durch schwierige Situationen belastet, gibt es Verhaltensweisen von Familienmitgliedern, die anerkannt und wertgeschätzt werden können. Die meisten Menschen in herausfordernden Situationen leiden an einem Mangel von Anerkennung dessen, was sie *trotz allem* leisten. Studienergebnisse zeigen, dass Anerkennung und Wertschätzung dieser vorhandenen Leistungen absolut positive Reaktionen hervorrufen, die auf wirkungsvolle, effektive und nachhaltige Interventionen hindeuten. Der Fokus auf positive Aspekte verändert die Perspektive, verändert die Wahrnehmung hinsichtlich der Bemühungen und des Verstehens der Reaktionen des jeweils anderen Familienmitglieds. Menschen mit z. B. chronischen Erkrankungen und deren Familienmitglieder müssen sich trotz der gesundheitlichen Beeinträchtigungen tagtäglich den Herausforderungen des Lebens stellen. Immer wieder ist Scheitern möglich. Pflegepersonen, die nicht auf Defizite fokussiert sind, sondern sich anerkennend über Ressourcen, Kompetenzen und Stärken von Familienmitgliedern äußern, verändern die Selbstwahrnehmung von Familien und helfen ihnen auf diese Weise, ihre Gesundheitsprobleme anders wahrzunehmen und wirkungsvollere Lösungen zur Verminderung ihrer potenziellen und tatsächlichen Leiden zu finden. Für das Handlungsfeld einer *Community Health Nurse* erweisen sich diese auf Studienergebnissen basierenden Erkenntnisse im Sinne der Gesundheitsförderung von Familien als wertvolle Interventionen.

Die strukturelle Abbildung eines *15 minute Family Interview*, in dem alle diese Grundelemente einbezogen worden sind, ist in der deutschen Übersetzung der Publikation von Wright, Leahey, Shajani und Snell (2021) zu finden. Erkenntnisse und nähere Ausführungen in Bezug auf das *15 minute Family Interview* für den österreichischen Kontext folgen nach Abschluss des Pilotprojekts *Familienzentriertes Case Management*.

Nachfolgend wird auf das wichtigste und bedeutendste Qualitätssicherungsinstrument des Berufsfeldes der Pflege eingegangen. Wie schon im Kapitel 1.4 aufgezeigt, obliegt die Verantwortung hinsichtlich der Diagnostik, der Planung und Durchführung des Pflegeprozesses den Gesundheits- und Krankenpflegepersonen. Nachfolgend wird auf den sogenannten *Advanced Nursing Process* eingegangen, der das höchste Qualitätsniveau aufweist und sich auch für das Handlungsfeld einer *Community Health Nurse* als geeignet erweist.

## 5.3 Pflegeprozess – Advanced Nursing Process

Die Autor*innen des *Public Health Nursing Process* (siehe Kap. 3.1) weisen darauf hin, dass in allen Bereichen der praktischen Umsetzung von *Public Health Nursing Practice* der Pflegeprozess mit den Prozessschritten Assessment, Diagnosestellung, Planung von Zielen und Interventionen, Implementierung und nachfolgender Evaluierungen auf allen Ebenen, *at all Levels of Practice*, angewendet wird. Die Interventionen sind Aktionen im Interesse von Individuen, Familien oder einer Gemeinde, die alle dazu dienen, den Gesundheitsstatus zu verbessern. 17 Interventionen wurden dazu im Zusammenhang mit dem *Public Health Intervention Wheel* erläutert.

Entscheidend bei der Implementierung eines Klassifikationssystems für die Umsetzung des Pflegeprozesses in einem Public-Health-bezogenen Handlungsfeld ist die entsprechende Reichweite und Validierung der zugrundeliegenden Konzepte. Diese Konzepte müssen die Ebene des Individuums, der Familien sowie der Gemeinschaften abdecken können.

Im Expertenbericht zum Verantwortungsbereich Pflege des Schweizerischen Vereins für Pflegewissenschaft wird durch Müller-Staub, Abt, Brenner und Hofer (2014) darauf hingewiesen, dass der sogenannte *Advanced Nursing Process* als vertiefter, fortgeschrittener Pflegeprozess aus solchen definierten, validierten Konzepten besteht. Er umfasst außerdem validierte Assessments, evidenzbasierte Pflegediagnosen, Pflegeinterventionen sowie Pflegeergebnisse und beruht auf einer Vernetzung von Pflegeklassifikationssystemen, welche sich für den Einsatz im öffentlichen Gesundheitsbereich eignen. Die Vernetzung der Klassifikationssysteme setzt sich zusammen aus dem Klassifikationssystem von evidenzbasierten Pflegediagnosen nach NANDA I *(North American Nursing Diagnosis Association International)*, dem evidenzbasierten Klassifikationssystem für Interventionen – NIC *(Nursing Intervention Classification)* und dem evidenzbasierten Klassifikationssystem für Outcomes NOC *(Nursing Outcome Classification)*. Diese Klassifikationssysteme sind standardisiert, interoperabel codiert und wissenschaftlich fundiert. Das ist eine wichtige Voraussetzung für die Sicherheit von Behandlungskontinuität, Patientensicherheit und die Qualität der Pflegedokumentation. Für die Kostenträger im Gesundheitswesen ist damit die Nachweisbarkeit von Leistungen und Qualität gegeben.

Die einzelnen Klassifikationssysteme werden zum besseren Verständnis in den nachfolgenden Ausführungen erläutert.

## 5.3.1 Pflegediagnoseklassifikationssystem NANDA International

Die Definition einer Pflegediagnose nach dem Klassifikationssystem NANDA I zeigt, dass die Reichweite zur Erfassung des Tätigkeitsbereiches einer *Community Health Nurse* gegeben ist. Die Definition einer Pflegediagnose lautet nach NANDA I (2019) folgendermaßen:

„Eine Pflegediagnose ist eine klinische Beurteilung menschlicher Reaktionen auf Gesundheitsprobleme/Lebensprozesse oder der Gefahr (Vulnerabilität) dieser Reaktion eines Individuums, der Familie oder einer Gemeinschaft. Pflegediagnosen bilden die Grundlage für die Wahl von Pflegeinterventionen, um

Ergebnisse zu erzielen, für welche die Pflegeperson verantwortlich ist" (Doenges et al., 2016, S. 1390).

Eine Einordnung in die Taxonomie III durch von Krogh (NANDA, 2016, S. 108) zeigt eine Zuordnung der Domänen und Klassen der Pflegediagnosen, die für Public-Health-bezogene Handlungsfelder von Bedeutung ist.

In der nachfolgenden Abbildung sind die Domänen und Klassen aufgeführt und geben damit auch einen Gesamtüberblick über den Wissensfundus des Berufsfeldes Pflege an sich.

**Tab. 5:** Domänen und Klassen des Pflegediagnoseklassifikationssystems NANDA I

| | |
|---|---|
| **Physiologische Domäne** | Kreislauf, Respiration, physische Regulation, Ernährung, Ausscheidung, Haut/Gewebe, neurologische Regulation |
| **Psychische Domäne** | Kognition, Selbstkonzept, Verhaltensregulation, Stimmungsregulation |
| **Existenzielle Domäne** | Wohlbehagen, Wohlbefinden, Lebensprinzipien, Coping |
| **Funktionelle Domäne** | Lebensumspannender Prozess, physische Fähigkeiten, Energiehaushalt, Kommunikation, soziale Funktion, Selbstversorgung, Gesundheitsförderung |
| **Domäne Sicherheit** | Selbstschädigung, Gewalt, Gesundheitsgefahren, kontextuelle Gefahren |
| **Domäne Familie** | Fortpflanzung, Fürsorgerollen, Familieneinheit |
| **Umgebungsbezogene Domäne** | Gesundheit der Gemeinschaft, Gesundheitssystem |

Quelle: eigene Darstellung der Inhalte nach NANDA I (2016)

Eine *Community Health Nurse* wird entsprechend den Erfordernissen in der gegebenen Situation und den gesetzlichen Gegebenheiten entweder ausgehend von ihren Kernkompetenzen (§ 14 GuKG) eigenverantwortlich

127

Interventionen setzen können oder in den diagnostischen und therapeutischen Kompetenzen (§ 15 GuKG) in Delegation und enger Zusammenarbeit mit einer Ärztin agieren. In vielen Situationen wird sich jedoch eine interdisziplinäre und multiprofessionelle Zusammenarbeit, geregelt in § 16 GuKG (Kompetenzen im multiprofessionellen Versorgungsteam), erforderlich sein, um Kontinuität gewährleisten zu können.

Neu hinzugefügte und überarbeitete Diagnosen der neuesten Ausgabe von NANDA I (2019) heben die Bedeutung der Konzepte für Public-Health-bezogene Handlungsfelder hervor und bilden Diagnosen ab, die auch für die aktuelle Herausforderung in dieser Pandemie von großer Bedeutung sind. Solche Pflegediagnosetitel lauten z. B.: unzureichender Gesundheitszustand einer Gemeinde, risikobehaftetes Gesundheitsverhalten, ineffektive Gesundheitserhaltung oder Bereitschaft für eine verbesserte Gesundheitskompetenz.

Eine aktuelle Studie vom Mai 2020 der Pflegewissenschafter*innen Moorhead, Maciera, Lopez, Monteiro-Montovani, Swanson, Wagner und Abe (2020) zeigte dementsprechend auch auf, dass in einer Region in den Vereinigten Staaten die hauptsächlichen Probleme auf Gemeindeebene in dieser Pandemie sich in den Pflegediagnosen *Deficient Community Health* und *Ineffective Community Coping* abbilden ließen. Interdisziplinäre und multiprofessionelle Zusammenarbeit zur Verbesserung der Bewältigung sowie der Gesundheitsversorgung auf Gemeindeebene können davon ausgehend effizient geplant und umgesetzt werden.

Pflegediagnosen erfassen je nach Diagnoseart die Ursachen/beeinflussenden Faktoren sowie die bestimmenden Merkmale/Symptome in aktuellen gesundheitlichen Herausforderungen oder Problemfeldern. Bestimmende Merkmale/Symptome werden auch in gesundheitsförderlichen Diagnosen erfasst, und entsprechende Risikofaktoren zeigen potenzielle oder gesundheitliche Herausforderungen oder Problemfelder auf. Somit können die gesetzten Ziele/das Outcome und evidenzbasierte Interventionen abgeleitet und fachlich fundiert begründet werden. Ihre Notwendigkeit kann nachgewiesen und das Outcome der Interventionen evaluiert und aufgezeigt werden. Im *Advanced Nursing Process* wird der Prozessschritt der Outcome-Messung durch das evidenzbasierte Klassifikationssystem NOC abgebildet.

## 5.3.2 Nursing Outcome Klassifikationssystem NOC

Die nachfolgenden klassifikationsbezogenen Inhalte entstammen der deutschsprachigen Übersetzung der Publikation „Pflegeergebnisklassifikation" (NOC) von Moorhead, Johnson, Maas und Swanson (2013). Dieses Klassifikationssystem, welches kontinuierlich weiterentwickelt wird, wurde in langjähriger forschungsbasierter Aufbauarbeit eines Teams der University of Iowa, USA, erarbeitet. Mittlerweile ist es in vielen Ländern im Einsatz, und auch in Österreich läuft gerade ein Implementierungsprozess in der Praxis.

Jedes evidenzbasierte Konzept in Bezug auf das *Outcome* ist folgendermaßen aufgebaut: Jede Ergebnisdarstellung beinhaltet eine *Definition*. Weiters wird eine Gruppe von Indikatoren beschrieben, die bestimmte ergebnisbezogene Zustände, Wahrnehmungen oder Verhaltensweisen aufzeigt. Eine Fünf-Punkte-Likert-Skala ermöglicht die Objektivierung der Outcome-Messung. Die Ergebnisse werden als variable Begriffe dargestellt, die die Zustände der betroffenen Menschen, Familien oder Gemeinden aufzeigen.

Mithilfe dieser Ergebnisdarstellung können die Pflegepersonen und bei interdisziplinärer und multiprofessioneller Zusammenarbeit auch die anderen Gesundheitsberufe den Zustand der betreuten Menschen, der Betreuungsperson, der Familie oder der Gemeinde evaluieren und quantifizieren! Ein besonders wichtiger Aspekt für den Tätigkeitsbereich einer *Community Health Nurse* ist, dass eine interdisziplinäre und multiprofessionelle Zusammenarbeit in fast allen Bereichen erforderlich und auch gewünscht ist.

Auch die einzelnen Bereiche und Klassen dieses Klassifikationssystems werden nachfolgend vollständig aufgezeigt. Damit soll ein Beitrag zur Bewusstseinsgenerierung des umfassenden Tätigkeitsbereichs einer Pflegeperson des Gehobenen Dienstes geleistet werden. Weiters können die Tätigkeitsbereiche für eine *Community Health Nurse*, die sich ja regional unterschiedlich gestalten, abgeleitet werden.

## Bereich I: Funktionale Gesundheit
*Klassen:* Energieerhaltung, Wachstum und Entwicklung, Mobilität, Selbstversorgung

## Bereich II: Physiologische Gesundheit
*Klassen:* Herz-Kreislauf-System, Ausscheidung, Flüssigkeits- und Elektrolythaushalt, Immunreaktion, Stoffwechselregulation, neurokognitive Funktionen, Verdauung und Ernährung

## Bereich III: Psychosoziale Gesundheit
*Klassen:* Psychisches Wohlbefinden, psychosoziale Anpassung, Selbstkontrolle, soziale Interaktion

## Bereich IV: Gesundheitswissen und -verhalten
*Klassen:* Gesundheitsverhalten, Gesundheitsüberzeugungen, Gesundheitswissen, Risikokontrolle und Sicherheit

## Bereich V: Wahrgenommene Gesundheit
*Klassen:* Gesundheit und Lebensqualität, Symptomstatus, z. B. Ausmaß von Schmerz, Ausmaß des prämenstruellen Syndroms, Zufriedenheit mit der Gesundheitsversorgung

## Bereich VI: Familiengesundheit
*Klassen:* Leistungsfähigkeit pflegender Angehöriger, Gesundheitszustand eines Familienmitglieds, familiäres Wohlbefinden, elterliche Fürsorge

## Bereich VII: Situation der Gesundheitsversorgung in einer Gemeinde
*Klassen:* Gesundheitliche Lebensqualität in einer Gemeinde, Status der gesundheitlichen Prävention in einer Gemeinde

Diese Bereiche zeigen, in welch umfassender Reichweite gesundheitsrelevante Themenbereiche durch dieses Klassifikationssystem erfasst werden können.

Nachfolgend werden einige ausgewählte Beispiele von Darstellungen des Outcomes mit wiederum ausgewählten Indikatoren – es gibt pro Gegenstand noch viel mehr Indikatoren – aufgezeigt, um einen Einblick in den Aufbau und die inhaltliche Abbildung von einigen wenigen der insgesamt 485 evidenzbasierten Outcome-Konzepte zu geben. Die Gegenstände der Ergebnisdarstellung wurden hinsichtlich ihrer Relevanz und

Bedeutung für die Interventionsbereiche von *Public Health Nursing* für das Handlungsfeld einer *Community Health Nurse* ausgewählt.

### *Klientenzufriedenheit: Case Management*

**Bereich V: Wahrgenommene Gesundheit**
*Klasse:* Zufriedenheit mit der Gesundheitsversorgung
*Skala:* unzufrieden bis vollkommen zufrieden
*Definition:* Ausmaß positiver Wahrnehmung von Case-Management-Dienstleistungen
Rating-Ziele für dieses Ergebnis:
Aufrechterhalten bei: _____ Steigern auf: _____

| Indikatoren | Unzu-frieden-heit | Leicht unzu-frieden | Mäßig zu-frieden | Sehr zu-frieden | Voll-kommen zufrieden |
|---|---|---|---|---|---|
| 301501 Verfügbarkeit einer Case Managerin | | | | | |
| 301502 Verfügbarkeit der für die Pflege benötigten Gerätschaften | | | | | |
| 301503 Assistenz bei der Kontaktaufnahme mit der Ärztin | | | | | |
| 301510 Wartezeiten, um einen Termin zu bekommen | | | | | |
| 301512 Rücksichtnahme auf Gefühle | | | | | |
| 301520 Vermittlung in sich stimmiger Informationen | | | | | |
| 301532 Unterstützen beim Finden eigener Lösungen für Probleme | | | | | |

## Beständigkeit der pflegenden Angehörigen

**Bereich: Familiengesundheit**
*Klasse:* Leistungsfähigkeit pflegender Angehöriger
*Skala:* nicht adäquat bis vollständig adäquat
*Definition:* Faktoren, welche die Fähigkeit der pflegenden Angehörigen fördern, die Betreuung über eine ausgedehnte Zeitspanne aufrechtzuerhalten.
Rating-Ziele für dieses Ergebnis:
Aufrechterhalten bei: _____ Steigern auf: _____

| Indikatoren | Nicht adäquat | Wenig adäquat | Mäßig adäquat | Weitgehend adäquat | Vollständig adäquat | Nicht zutreffend |
|---|---|---|---|---|---|---|
| 221001 Gegenseitig zufriedenstellende Beziehung zwischen Pflegeempfänger*in und betreuenden Angehörigen | | | | | | |
| 221002 Beherrschung der Aktivitäten direkter Versorgung | | | | | | |
| 221008 Erholung für betreuenden Angehörigen | | | | | | |
| 221009 Gelegenheiten für Freizeitaktivitäten für die betreuenden Angehörigen | | | | | | |

## *Kompetenz einer Gemeinde*

**Bereich: Situation der Gesundheitsversorgung in einer Gemeinde**
*Klasse:* Gesundheitliche Lebensqualität in einer Gemeinde
*Skala:* Gering bis ausgezeichnet
*Definition:* Fähigkeit einer Gemeinde, kollektiv Probleme zu lösen, um ihre Ziele zu erreichen.
Rating-Ziele für dieses Ergebnis:
Aufrechterhalten bei: _____ Steigern auf: _____

| Kompetenz einer Gemeinde | Gering | Mäßig | Gut | Sehr gut | Ausgezeichnet | Nicht zutreffend |
|---|---|---|---|---|---|---|
| 270001 Beteiligungsraten bei Gemeindeaktivitäten | | | | | | |
| 270021 Kooperation zwischen kommunalen Gruppen beim Lösen von Problemen | | | | | | |
| Kommunikation zwischen Mitgliedern und Gruppen | | | | | | |
| Effektive Anwendung von Konfliktmanagement-Strategien | | | | | | |
| Erreichen kommunaler Ziele | | | | | | |

## *Gesundheitsniveau in einer Gemeinde*

### Bereich: Situation der Gesundheitsversorgung in einer Gemeinde

*Klasse:* Ganzheitliche Lebensqualität

*Skala:* gering bis ausgezeichnet

*Definition:* Der allgemeine Zustand des Wohlbefindens einer Gemeinde oder Population

Rating-Ziele für dieses Ergebnis:

Aufrechterhalten bei: _____ Steigern auf: _____

| Gesundheits-niveau in einer Gemeinde | Gering | Mäßig | Gut | Sehr gut | Ausge-zeichnet | Nicht zutref-fend |
|---|---|---|---|---|---|---|
| 270111 Gesundheits-zustand von Säuglingen und Kleinkindern etc. | | | | | | |
| 270114 Gesundheits-zustand von Erwachsenen | | | | | | |
| 270115 Gesundheits-zustand von älte-ren Menschen | | | | | | |
| 270101 Beteiligungsraten bei präventiven Gesundheits-dienstleistungen | | | | | | |
| 270101 Anzahl von Programmen zur Gesundheits-förderung | | | | | | |

## Situation der Gesundheitsversorgung in der Gemeinde: Immunisierung

### Klasse: Gesundheitliche Lebensqualität in einer Gemeinde

*Skala:* gering bis ausgezeichnet

*Definition:* Widerstandsfähigkeit von Angehörigen einer Gemeinde gegenüber dem Eindringen und der Ausbreitung infektiöser Erreger, die die öffentliche Gesundheit gefährden

Rating-Ziele für dieses Ergebnis:

Aufrechterhalten bei: _____ Steigern auf: _____

| Situation der Gesundheitsversorgung in der Gemeinde: Immunisierung | Gering | Mäßig | Gut | Sehr gut | Ausgezeichnet | Nicht zutreffend |
|---|---|---|---|---|---|---|
| 280001 Immunisierungsraten entsprechen derzeitigem Standard oder sind höher | | | | | | |
| 280002 Inzidenz der durch Impfung zu verhindernden Krankheiten entspricht empfohlenem nationalem Standard oder liegt darunter | | | | | | |
| 280006 Überwachung von Infektionskrankheiten | | | | | | |
| 280006 Einhaltung der Immunisierungsempfehlungen | | | | | | |
| 280009 Kulturell angemessene öffentliche Schulungen zu Risiken und Nutzen der Immunisierung | | | | | | |

### Risikokontrolle in der Gemeinde: Chronische Erkrankungen

**Bereich: Situation der Gesundheitsversorgung in der Gemeinde**
*Klasse:* Status der gesundheitlichen Prävention in einer Gemeinde
*Skala:* gering bis ausgezeichnet
*Definition:* Die Maßnahmen einer Gemeinde zur Reduzierung des Risikos chronischer Erkrankungen und ihrer Komplikationen
Rating-Ziele für dieses Ergebnis:
Aufrechterhalten bei: _____ Steigern auf: _____

| Risikokontrolle in der Gemeinde: chronische Erkrankungen | Gering | Mäßig | Gut | Sehr gut | Ausge- zeichnet | Nicht zutref- fend |
|---|---|---|---|---|---|---|
| 280103 Verfügbarkeit prä- ventiver Screening- Programme | | | | | | |
| 280105 Verfügbarkeit von Schulungs- programmen zum Selbstmanagement chronischer Erkrankungen | | | | | | |
| 280120 Überwachung der Inzidenz chroni- scher Erkrankungen | | | | | | |

Die Gegenstände dieser Ergebnisdarstellungen zeigen auch Themenbereiche auf, die gerade in der aktuellen Pandemie von großer Bedeutung sind und aktuell erfasst werden sollten. Mittels dieser Konzeptionierung der Ergebnisdarstellungen kann der Zustand von Individuen, Familien und Gemeinschaften nach den entsprechenden Interventionen quantifiziert und der Fortschritt überwacht werden.

Ein weiterer wichtiger Aspekt für den pflegerischen Tätigkeitsbereich in der Primärversorgung ist, dass trotz der vielen Möglichkeiten einer interdisziplinären Zusammenarbeit und gemeinsamen Dokumentation der pflegespezifische Anteil der Interventionen trotzdem sichtbar gemacht werden kann.

Das Outcome-Klassifikationssystem NOC ist mit dem Pflegeinterventions-Klassifikationssystem NIC vernetzt. Deswegen können evidenzbasierte pflegespezifische oder in der interdisziplinären und multiprofessionellen Zusammenarbeit durchgeführte Interventionen unmittelbar von den Gegenständen der Outcomes abgeleitet werden.

Nachfolgend wird das Pflegeinterventions-Klassifikationssystem NIC näher erläutert und die Bedeutung für *Public Health Nursing* aufgezeigt. Die klassifikationsbezogenen Inhalte stammen auch hier aus der deutschsprachigen Publikation von Butchelek, Butcher, Dochterman und Wagner aus dem Jahre 2016.

## 5.3.3 Nursing Intervention Klassifikationssystem NIC

Unter einer Pflegeintervention wird nach dem Klassifikationssystem NIC Folgendes verstanden: „Jede Behandlung auf der Grundlage klinischer Urteilsbildung und klinischen Wissens, die eine Pflegeperson durchführt, um Patienten-[7] bzw. Klientenergebnisse zu verbessern."

Pflegepersonen bedienen sich des klinischen Urteilsvermögens im Rahmen des diagnostischen Prozesses, um die Gesundheit von Individuen, Familien und Gemeinschaften zu verbessern, um ihre Fähigkeit zu stärken, mit Gesundheitsproblemen umzugehen, und ihre Lebensqualität zu heben.

Die Auswahl einer geeigneten Pflegeintervention ist Teil der klinischen Entscheidungsfindung.

Im Klassifikationssystem NIC sind 554 evidenzbasierte Interventionen abgebildet. Die inhaltliche Abbildung beinhaltet den Interventionstitel, eine Definition, die voraussichtliche Pflegezeit sowie den Hinweis auf das notwendige Ausbildungsniveau. Letzteres muss an die jeweilige Gesetz-

---

7   Unter Patient*innen oder Klient*innen ist in dieser Definition immer das Individuum, die Familie oder die Gemeinschaft zu verstehen!

gebung des Landes angepasst werden. Danach folgt eine Liste mit Aktivitäten, die eine Pflegeperson ausüben könnte, um die Intervention in der logischen Reihenfolge durchzuführen.

Die nachfolgend aufgeführten sieben Domänen von NIC zeigen diese Vielfalt an pflegerischen Interventionen, die natürlich nur ausgehend von der jeweiligen gesetzlichen Verankerung in den Kompetenzbereichen durchgeführt werden können. In den angeführten Interventionsbereichen sind deswegen bei einzelnen Begriffen, die im deutschsprachigen Raum zu Missverständnissen oder Unklarheiten führen könnten, die jeweiligen Definitionen angeführt. Begriffe, die im deutschsprachigen Raum bzw. ausgehend von der österreichischen Gesetzgebung so nicht verwendet werden dürften, werden hinsichtlich ihrer Umsetzungsmöglichkeiten in der Fußzeile erläutert.

**Tab. 6:** Domänen und Klassen der Pflegeinterventionen nach NIC[8]

| 1. Physiologie grundlegend | Aktivitäts-/Bewegungs-management | |
|---|---|---|
| 2. Physiologie komplex | Ausscheidungsmanagement Immobilitätsmanagement Ernährungsunterstützung Förderung des körperlichen Wohlbefindens Unterstützung der Selbstversorgung Elektrolyt- bzw. Säure-Basen-Haushaltsmanagement Umgang mit Medikamenten | Neurologische Pflege Perioperative Pflege Atemunterstützung (Atem/Atmungsmanagement) Hautpflege/Wundmanagement Thermoregulation Erhaltung der Gewebeperfusion |
| 3. Verhalten | [8] Verhaltenstherapie: Interventionen zur Verstärkung und Förderung erwünschter Verhaltensweisen oder zur Veränderung unerwünschter Zustände | Verbesserung der Kommunikation auf verbaler und nonverbaler Ebene Unterstützung des Copingverhaltens: Interventionen zur Unterstützung anderer |

8 Der Begriff Therapie darf ausgehend vom GuKG in Österreich nicht verwendet werden, denn er ist Therapieberufen für ihre Interventionen vorbehalten. Gesundheitsfördernde pflegespezifische Interventionen in diesem Themenbereich sind jedoch im GuKG 2016 verankert.

| | **Kognitive Therapie:** Interventionen zur Verstärkung oder Förderung erwünschter kognitiver Funktionen oder zur Veränderung unerwünschter kognitiver Funktionen | Personen, eigene Stärken zu entwickeln **Patientenedukation:** Interventionen zur Unterstützung des Lernprozesses **Förderung des psychischen Wohlbefindens** |
|---|---|---|
| **4. Sicherheit** Pflege, die den Schutz gegen Schäden unterstützt | **Krisenmanagement:** Interventionen zur Gewährleistung unmittelbarer, kurzfristiger Hilfe in psychischen und physiologischen Krisen | **Risikobewältigung:** Interventionen zur Einleitung risikoreduzierter Aktivitäten und zur weiteren langfristigen Überwachung der Risiken |
| **5. Familie** Pflege, die Familie unterstützt | **Pflege bei Entbindungen Pflege bei der Kindererziehung/Kinderpflege** | **Pflege im Lebenslauf:** Interventionen zur Unterstützung der Funktionen einer Familieneinheit und zur Förderung von Gesundheit und Wohlbefinden der Familienmitglieder während des gesamten Lebenslaufs |
| **6. Gesundheitssystem** Pflege, die eine effektive Anwendung des Gesundheitsversorgungssystems unterstützt | **Vermittlung im Gesundheitssystem:** Interventionen zur Unterstützung der Schnittstelle zwischen Patient*in/Familie und dem Gesundheitsversorgungssystem | **Umgang mit dem Gesundheitssystem:** Interventionen zur Gewährleistung und Verbesserung der unterstützenden Dienstleistungen für die Ausübung von **Pflege-Informationsmanagement:** Interventionen zur Erleichterung der Kommunikation über Gesundheitsversorgung |
| **7. Gemeinde** Pflege, die die Gesundheit von Gemeinden unterstützt | **Förderung der Gemeindegesundheit** | **Gemeindegesundheits-Risikomanagement:** Interventionen zur Unterstützung der Entdeckung oder Verhinderung von Gesundheitsrisiken in der gesamten Gemeinde |

Quelle: Darstellung der Inhalte von Buchelek, Butcher, Dochterman und Wagner (2016), Pflegeinterventionsklassifikation (NIC)

Diese Übersichtsdarstellung der Domänen und Klassen von Pflegeinterventionen nach NIC zeigt auf, auf wie viele evidenzbasierte, konzeptionell abgebildete Pflegeinterventionen eine *Community Health Nurse* bei ihrer Tätigkeit im öffentlichen Gesundheitsbereich zurückgreifen kann. Viele dieser Interventionen werden erst durch eine enge interdisziplinäre und multiprofessionelle Zusammenarbeit in Österreich umgesetzt werden können. Aber gerade darin liegt ja auch der Mehrwert des Tätigkeitsbereiches einer *Community Health Nurse*. Genau so kann unter Einbeziehung aller relevanten Gesundheitsberufe und Dienstleistungen in einer Region die optimale Begleitung und Betreuung der Menschen zu Hause, in ihren Familien und Gemeinden gewährleistet werden.

Es ist von großer Bedeutung für jede pflegerische Tätigkeit, dass in den Einschätzungen und Planungen, in der Pflegediagnostik mit ihren Zielen, Interventionen und dem abschließenden Evaluierungsprozess Handlungssicherheit gegeben ist. Vor allem in der Planung und Umsetzung des gesamten Pflegeprozesses ist es von Vorteil, wenn auf evidenzbasierte Klassifikationssysteme zurückgegriffen wird. Evidenzbasiertes Handeln ist gesetzlich im GuKG 2016 verankert. Sollte ein Schaden auftreten, sollten Beschwerden im Rahmen der Umsetzung von pflegerischen Interventionen oder auch Interventionen des interdisziplinären und multiprofessionellen Teams auftreten, ist es notwendig, die gesamte Planung, das eigene Handeln und die Vorgehensweise fundiert begründen zu können.

Die nachfolgenden Ausführungen zeigen die gesetzlichen Rahmenbedingungen im Falle eines erfolgten Schadens in Österreich auf. Diese Ausführungen sollen das Verantwortungsbewusstsein einer *Community Health Nurse* erhöhen. Sie werden deswegen auch immer wieder mit Beispielen aus dem pflegerischen Kontext untermauert. Der rechtliche Rahmen für Schaden und Haftung gilt aber grundsätzlich für jede Bürgerin und jeden Bürger im österreichischen Staat.

# 6 Rechtliche Grundlagen – Schadenersatzrecht/Haftung

In Österreich ist der Schadenersatz durch das Schadenersatzrecht im Zivilrecht geregelt. Erleidet eine Person einen Schaden, so muss sie diesen grundsätzlich selbst tragen. Es müssen immer vier Voraussetzungen – Rechtswidrigkeit, Verschulden, Kausalität und Schaden – vorliegen, damit die Schadenersatzforderung gerechtfertigt ist. Nur wenn diese Voraussetzungen vorliegen, kann die Person, die zu Schaden gekommen ist, den eingetretenen Schaden von einer anderen Person z. B. von der Pflegekraft, einer *Community Health Nurse*, ersetzt bekommen. Für das Gesundheitswesen gilt das allgemeine Schadensrecht. Die Summe der Normen, welche die Voraussetzungen regeln, unter denen die Geschädigte ihren Ersatz begehrt, nennt man Schadenersatzrecht. Nach dem ABGB muss der Schadenersatzanspruch innerhalb von drei Jahren ab Kenntnis von Schaden und der Person, die geschädigt hat, vor einem Gericht – einem Bezirks- oder Landesgericht – geltend gemacht werden. Jede Entschädigungsklage verjährt nach drei Jahren, somit erlischt das Klagerecht der Beschädigten (§ 1489 ABGB).

## 6.1 Definition und Erläuterung der rechtlichen Bedeutung des Begriffes Schaden

Als Schaden gilt jeder Nachteil, der jemandem an seinem Vermögen, seinen Rechten oder seiner Person zugefügt wurde (§ 1293 ABGB). Beispiele sind der Bruch der Lesebrille, das Loch im Bademantel etc. Hier wurde das Vermögen von Betroffenen beschädigt. Wird beim Bruch der Lesebrille auch die Person an der Nase verletzt, spricht man von einem Personenschaden.

Grundsätzlich hat die Person, die einen Schaden verursacht hat, die Pflicht, den Zustand wiederherzustellen, der vor der Schädigung existierte. Sofern dies allerdings nicht möglich ist, wird der Schaden in Geld ersetzt. Bei dieser Form des Schadenersatzes wird der sogenannte *gemeine*

*Wert* ersetzt. Dies ist der Wiederbeschaffungswert der Sache oder ihr Verkehrswert.

Bei Personenschäden sind die Behandlungskosten, angemessenes Schmerzensgeld (§ 1325 ABGB), Pflegekosten, unfallbedingte medizinische Hilfen, z. B. eine Gehhilfe etc., und der Verdienstentgang zu ersetzen. Die Höhe des Schmerzensgeldes wird vom zuständigen Gericht aufgrund eines gerichtlichen Sachverständigengutachtens festgesetzt. Das Schmerzensgeld wird meist in Tagsätzen berechnet, die je nach Intensität der Schmerzen unterschiedlich hoch sind.

Aus der beruflichen Erfahrung lassen sich die nachfolgend aufgelisteten fehlerhaften Verhaltensweisen, die zu einer Haftung im Gesundheits- und Krankenpflegebereich führen können, feststellen. Die Beispiele wurden ausgehend von der aktuellen pflegerischen Praxis abgeleitet. Sie beziehen sich nicht ausschließlich auf Public-Health-bezogene Tätigkeitsbereiche. Diese können von den Beispielen jedoch durchaus abgeleitet werden.

- *Aufklärungsfehler:* Dieser liegt dann vor, wenn die Pflegekraft nicht über Art und Folgen der Tätigkeit aufgeklärt hat. Sie ist auch verpflichtet, über die Folgen der Unterlassung einer Behandlung, z. B. Bandagieren, Anziehen der medizinischen Thromboseprophylaxestrümpfe etc., zu informieren. Zusätzlich sollte sie auch über mögliche Alternativen aufklären, z. B. über das Betätigen einer Muskelpumpe.
- *Pflege- und Betreuungsfehler:* Darunter ist jedes Verhalten zu verstehen, das nicht dem Fachstandard (*lege artis*) bzw. einer evidenzbasierten Herangehensweise entspricht, z. B. keine korrekte Positionierung entsprechend evidenzbasierten Ergebnissen, Nichterkennen einer Dekubitusgefahr, einer Sturzgefahr oder einer Blutdruckentgleisung. Welches Verhalten in der konkreten Situation erforderlich gewesen wäre, wird nach Auftreten des Fehlverhaltens durch ein Sachverständigengutachten festgestellt.
- *Infektionsschäden:* verursacht durch unhygienisches Arbeiten, welches der Pflegekraft durch die Nichteinhaltung der vorgeschriebenen Hygienemaßnahmen angelastet werden kann.
- *Medikamentenverabreichung ohne ärztliche Anordnung:* Dieses Verhalten kommt einer unerlaubten Heilbehandlung gleich und ist auf dieser Grundlage zu verantworten.

- *Einsetzen von nicht ausreichend qualifiziertem Personal:* z. B. eine Heimhilfe übernimmt die Körperpflege, obwohl die Situation, in der die Körperpflege an die Heimhilfe delegiert worden ist, nicht stabil genug war und der Grad der Pflegebedürftigkeit dem Ausbildungsgrad einer Heimhilfe für diese Tätigkeit in dieser Situation nicht entsprochen hat.
- *Fehler beim Pflegeprozess:* Dieses Verhalten bedingt, dass die betreuende Person durch nachweislich fehlerhafte und nicht zu begründende Planungs- und Prozessschritte, z. B. im Zusammenhang mit der Implementierung von Maßnahmen, einen Schaden erleidet.

## 6.2 Definition und Erläuterung der Begriffe Rechtswidrigkeit und Schutzzweck der Norm

Die Rechtswidrigkeit gemäß § 1294 ABGB ist ein weiteres Zurechnungskriterium und somit Voraussetzung für die Verschuldenshaftung. Das Verhalten ist rechtswidrig, wenn Gesetze, Verordnungen, z. B. eine Nadelstichverordnung, eine Covid-Notfallverordnung usw., der Rechtsordnung entsprechend nicht eingehalten werden. Es liegt somit ein *Normenverstoß* vor. Verbietet eine Norm ein Verhalten, dann geschieht dies, um einen Schaden zu verhindern (Schutzzweck der Norm). Zum Beispiel: Die Ausübung des Berufes ist an bestimmte gesetzliche Berechtigungen gebunden. Dies hat den Zweck, andere Personen daran zu hindern, diesen Beruf auszuüben.

Rechtswidrigkeit bezieht sich immer auf das menschliche Verhalten. Dieses kann sich sowohl als aktives fehlerhaftes Tun als auch als Unterlassen einer erforderlichen Pflegeleistung darstellen.

## 6.3 Definition und Erläuterung des Begriffes Verschulden

Ein Verschulden ist die Vorwerfbarkeit des rechtswidrigen Verhaltens. Schuldhaft handelt eine Pflegekraft, wenn sie ein Verhalten setzt, das sie vermeiden hätte können oder sollen. Das Verhalten betrifft die persönliche Fähigkeit und somit auch ihre fachliche Kompetenz. Es kann ihr damit zum Vorwurf gemacht werden, dass sie die Rechtswidrigkeit ihres Tuns erkennen hätte müssen und dementsprechend in der Lage gewesen wäre, sorgfältig nach bestem Wissen und Gewissen zu arbeiten. Sie hat somit nicht *lege artis* gehandelt. Angehörige des Gehobenen Dienstes sind verpflichtet, sich bei der Ausübung ihrer Tätigkeit laufend über den jeweiligen Stand der fachlichen und wissenschaftlichen Erfahrungen und Erkenntnisse zu informieren und dementsprechend zu handeln. Hat die Pflegekraft die jeweilige Handlung sorgfältig durchgeführt und ist bei den Betroffenen trotzdem ein Schaden eingetreten, wird sie nicht zur Haftung herangezogen. Wichtig dabei ist aber: Die Pflegedokumentation muss vollständig, chronologisch und nachvollziehbar sein. Es wird der sogenannte *rote Faden* im Sinne der Transparenz und Nachvollziehbarkeit gefordert. Die sorgfältige Durchführung muss eindeutig dokumentiert werden. Dies gilt auch für den Tätigkeitsbereich einer *Community Health Nurse*: Pflegekräfte sind entsprechend dem GuKG verpflichtet, ihr Wissen und ihre Kompetenzen laufend zu aktualisieren und wenn erforderlich zu erweitern, um den gesetzlichen Anforderungen zu entsprechen. Dies gewährleistet auch, dass sie mit der aktuellen beruflichen Entwicklung Schritt halten können. Daraus ergibt sich auch für eine *Community Health Nurse* von juristischer Seite, dass die regelmäßige Fortbildung für ihr Aufgabengebiet unerlässlich ist. Diese Verpflichtung zur Fortbildung ergibt sich aus dem § 4 GuKG. Bei einer Verletzung dieser Berufspflicht kommt es sowohl zivilrechtlich als auch strafrechtlich zu einer erhöhten Sorgfaltspflicht und somit auch zu erhöhten Haftungsregelungen (§ 6 StGB und § 1299 ABGB).

Der Sorgfaltsmaßstab für sorgfältiges und gewissenhaftes Handeln ist im Gesundheits- und Krankenpflegegesetz GuKG § 12 geregelt. Darüber hinaus besteht für die Pflegekraft auch die Verpflichtung, für das Wohl und die Gesundheit der Patient*innen, Klient*innen und pflegebedürftigen Personen, Familien und Gemeinden zu sorgen. Die *Community Health Nurse* übernimmt somit eine spezielle Verantwortung für die Personen, die sie betreut, und ist auch verpflichtet, die Berufsethik einzuhalten.

Das Verschulden wird in Vorsatz und Fahrlässigkeit unterteilt. In § 1294 ABGB wird der Vorsatz als *böse Absicht* und die Fahrlässigkeit als *Versehen* bezeichnet. Vorsätzlich handelt jene Pflegekraft, die ein Ziel bzw. einen

Plan hat und den Schaden daher wissentlich und gewollt herbeiführt. Sie ist sich der Rechtswidrigkeit ihres Tuns bewusst, sieht den schädlichen Erfolg und billigt dessen Eintritt. Beispiele für Schäden sind einerseits jegliche Art von Körperverletzung, wie z. B. Blutabnahme oder Haareschneiden ohne Zustimmung der Person, andererseits Schäden am Vermögen, z. B. bei einer Brille oder Zahnprothese der geschädigten Person.

Von Fahrlässigkeit spricht man, wenn die gehörige Sorgfalt außer Acht gelassen wird, zu der man nach den Umständen verpflichtet und nach seinen geistigen Verhältnissen befähigt ist, und deshalb nicht erkennt, dass man einen Sachverhalt verwirklicht, der einem gesetzlichen Tatbild, einer Straftat, entspricht. Fahrlässig handelt auch, wer es für möglich hält, dass er einen solchen Sachverhalt verwirklicht, diesen aber nicht herbeiführen wollte. Je nach Grad der Sorglosigkeit wird zwischen grober und leichter Fahrlässigkeit unterschieden. Das Verhalten ist leicht fahrlässig, wenn ein Fehler passiert, der auch einer sehr sorgfältigen anderen Pflegeperson passieren hätte können. Man bezeichnet dies auch als entschuldbare Fehlleistung. Es handelt sich hier um Fehler bei der Durchführung pflegerischer Tätigkeiten, die jeder Person passieren könnten. Grob fahrlässig handelt, wer ungewöhnlich sorgfaltswidrig handelt, sodass der Eintritt eines Schadens sehr wahrscheinlich vorhersehbar ist. Beispiel für eine grobe Fahrlässigkeit ist die Unterlassung der Positionierung einer Patientin mit massiven Hautschäden, die in der Folge einen Dekubitus entwickelt. Für die Haftung ist die leichte Fahrlässigkeit ausreichend.

Im Falle eines Mitverschuldens der Geschädigten haben die Geschädigte und die Schädigerin beide eine Bedingung für den Schadenseintritt gesetzt. Der Schaden wird dadurch vergrößert, dass die Betroffene sich nicht entsprechend verhält. Bei dieser Konstellation muss die Geschädigte einen Teil des Schadens selbst tragen. Der Teil richtet sich nach der Schwere des Verschuldens von Geschädigter und Schädigerin. Die Betroffene hat eine Mitwirkungsobliegenheit an der Behandlung. Sie ist somit verpflichtet, alle ihr zumutbaren Verhaltensweisen zu setzen, um die Heilung zu unterstützen. Tut sie dies nicht – macht sie sich mitschuldig am Erfolg des Schadens.

## 6.4 Definition und Erläuterung des Begriffes Kausalität

Unter Kausalität versteht man die Verursachung eines Geschehens. Die durchgeführte Handlung sollte zu einem bestimmten Erfolg führen. Somit müssen Ursache und Schaden in einem bestimmten Verhältnis zueinander stehen. Die Prüfung der Kausalität ist erforderlich, um die genaue Handlung der Person, die den Schaden verursacht hat, herauszufinden. Es stellt sich die Frage, ob die Handlung der Person die Ursache für den Schaden war. Die Frage wird in einem logischen Verfahren beantwortet. Kann dies bejaht werden, liegt Kausalität vor.

Die berufliche Erfahrung der Verfasserin zeigt folgende Beispiele für kausale Handlungen: Die betroffene Person stürzt im Gang oder zu Hause, weil die Gehhilfe nicht ordnungsgemäß eingestellt ist; der zu betreuende Mensch bekommt einen Dekubitus, weil er nicht regelmäßig und sorgfältig gemäß der getroffenen Planungen im Rahmen des Pflegeprozesses positioniert wurde. Das Fehlverhalten der Pflegekraft ist für die entstandene Körperverletzung kausal.

Angehörige des Gehobenen Dienstes für Gesundheits- und Krankenpflege haften für rechtswidrig und schuldhaft verursachte Schäden innerhalb ihres Kompetenzbereiches. Sie tragen die Gesamtverantwortung für den Pflegeprozess. Die Haftung umfasst die gesamte Planung und Umsetzung des Pflegeprozesses sowie die Delegation und Durchführung der Interventionen durch Assistenzberufe gemäß dem jeweiligen Berufsbild. Wenn ein Fehler bei der Pflegeplanung zu einem Schaden der betreuten Person führt, führt dies zu Haftung und Schadenersatzverpflichtung der Pflegekraft. Der Fehler muss allerdings *schuldhaft und rechtswidrig* verursacht worden sein.

Eine *Community Health Nurse*, die entsprechend der Grundhaltung des lebenslangen Lernens und der kontinuierlichen Selbstreflexion in ihrem Aufgabenfeld agiert, wird immer in der Lage sein, entsprechend den gesetzlichen Gegebenheiten zu handeln.

# Nachwort

Wie bereits im Vorwort thematisiert, gibt es einige Faktoren, die für eine erfolgreiche Implementierung der *Community Health Nurse* in den österreichischen Gemeinden entscheidend sind.

Es müssen Rahmenbedingungen geschaffen werden, damit sich Pflegepersonen des Gehobenen Dienstes auf einen nachhaltigen Prozess einlassen können, der einen Paradigmenwechsel hinsichtlich des Rollen- und Gesundheitsverständnisses beinhaltet. Erst dann kann eine *Community Health Nurse,* ausgehend von einer kooperierenden und koordinierenden Rolle, einen Mehrwert für die Optimierung des Outcomes der gesundheitlichen Belange für die Bevölkerung leisten.

Die gegebenen gesetzlichen Grundlagen der Pflegeberufe in Österreich ermöglichen bereits eine Umsetzung vieler Aufgabenbereiche in diesem Handlungsfeld im Kontext von Public Health.

Darüber hinaus muss noch einmal darauf hingewiesen werden, dass eine solche Pflegeperson keinesfalls in Konkurrenz zu anderen Berufsgruppen oder anderen Organisationen tritt. Im Fokus dieses pflegerischen Handlungsfeldes steht nicht die Veränderung von Machtverhältnissen im Gesundheitssystem, sondern die Koordinierung von Gesundheitsleistungen und die Kooperation mit allen Leistungserbringenden im Gesundheitssystem.

Eine diplomierte Pflegeperson des Gehobenen Dienstes befindet sich dabei auch nicht in einer Rolle, in der sie für alles zuständig ist und „alles" wissen und können muss. Im Vordergrund steht das frühzeitige Erfassen von gesundheitsgefährdenden Prozessen bei Individuen, Familien und in den Gemeinden sowie auch das Erfassen von Ressourcen. Bei einer Gesundheitsgefährdung kann infolgedessen durch eine vorzeitige, effiziente Einbeziehung aller relevanten Gesundheitsberufe, Organisationen und sonstigen Dienstleister eine frühzeitige Veränderung der Situation erreicht werden. Regionale Gegebenheiten können bestmöglich genutzt und umfassend zur Bewältigung der Herausforderungen in eine Fallsituation einbezogen werden.

Es gilt dabei, die Menschen im Kontext ihrer eigenen Lebenswelt wahrzunehmen und sie im Anlassfall selbst zu Expert\*innen zu machen und sie dadurch zu befähigen, ihre Herausforderungen längerfristig selbst zu bewältigen. Nur so kann Gesundheitskompetenz in der Bevölkerung nachhaltig optimiert und ein gesundheitsökonomischer Mehrwert für das Gesundheitssystem erreicht werden. Durch den gezielten Einsatz einer *Community Health Nurse* können die Menschen so lange wie möglich zu Hause leben und ein würdevolles Leben zu Hause in der eigenen Familie bis zur letzten Lebensphase verwirklichen. Dies führt nicht nur zu einer individuellen Steigerung des Wohlbefindens, sondern auch zu einer Verbesserung der Lebensqualität sowie der Gesundheit der gesamten Bevölkerung.

# Abkürzungsverzeichnis

| | |
|---|---|
| ABGB | Allgemeines bürgerliches Gesetzbuch |
| ÄrzteG | Ärztegesetz |
| AußStrG | Außerstreitgesetz |
| BMi | Bundesministerium für Gesundheit und Frauen |
| GuKG | Gesundheits- und Krankenpflegegesetz |
| EwSchG | Erwachsenenschutzgesetz |
| EMRK | Europäische Menschenrechtskonvention |
| EB HeimAufG | EB zum Heimaufenthaltsgesetz (BGBl I 2004/11) |
| PatVG | Patientenverfügungsgesetz |
| PEG | Perkutane endoskopische Gastrostomie |
| PersFrG | Bundesverfassungsgesetz über den Schutz der persönlichen Freiheit |
| ÖZVV | Österreichisches zentrales Vertretungsverzeichnis |

# Literaturverzeichnis

Abt-Zegelin, A. (2002): Familien- und Patientenedukation: https://patientenedukation.de/sites/default/files/downloads/content/patienten-undfamilienedukation.pdf (6.2.2021).

Altgeld, T./Kickbusch, I. (2012): Gesundheitsförderung und Prävention, in: Schwartz, F.W. et al. (Hg.): Public Health. Gesundheit und Gesundheitswesen. München: Urban & Fischer, 188–196.

Antonovsky, A. (1979): Health, Stress and Coping: New Perspectives on Mental and Physical Well-Being. San Francisco: Jossey Bass.

Antonovsky, A. (1997): Salutogenese. Zur Entmystifizierung der Gesundheit. Erweiterte deutsche Ausgabe von Franke, A. Tübingen: dgvt.

Brach, C./Keller, D./Hernandez, L.M./Baur, C./Parker, R./Dreyer, B./Schyve, P./Lemerise, A.J./Schillinger, D. (2012): Ten attributes of health literate health care organizations. Institute of Medicine, Washington DC.

Becker, R. (2017): Beratung als pflegerische Aufgabe. Arbeitsmaterialien für Unterricht und Praxis. Stuttgart: Kohlhammer.

Buchelek, M.G./Butcher, H.K./Dochterman, M.J./Wagner (2016): Pflegeinterventionsklassifikation. Bern: Hogrefe.

Büker, Ch. (2015): Pflegende Angehörige stärken. Information, Schulung und Beratungen als Aufgabe der professionellen Pflege. Stuttgart: Kohlhammer, 2. Aufl.

Bundesministerium für Gesundheit (2013): Zielsteuerungsvertrag: https://www.parlament.gv.at/PAKT/VHG/XXV/III/III_00038/imfname_336346.pdf (20.3.2021).

Bundesministerium für Gesundheit (Hg.) (2014): „Das Team rund um den Hausarzt". Konzept zur multiprofessionellen und interdisziplinären Primärversorgung in Österreich. Beschlossen in der Bundes-Zielsteuerungskommission am 30. Juni 2014: file:///C:/Users/Sabine/AppData/Local/Temp/PV-Konzept_30062014_final.pdf (1.2.2021).

Bundesministerium für Gesundheit und Frauen (BMGF) (2017): Gesundheit und Gesundheitsförderung: https://www.bmgf.gv.at/home/Gesundheit_und_Gesundheitsfoerderung#f0 (16.6.2017).

Bundesministerium für Soziales, Gesundheit, Pflege und Konsumentenschutz (2020a): Mehr Gesundheit durch gestärkte Primärversorgung: https://www.sozialministerium.at/Themen/Gesundheit/Gesundheitssystem/Gesundheitsreform-(Zielsteuerung-Gesundheit)/Mehr-Gesundheit-durch-eine-gestaerkte-Primaerversorgung.html (8.11.2020).

Bundesministerium für Soziales, Gesundheit, Pflege und Konsumentenschutz (2020b): https://www.gesundheit.gv.at/gesundheitsleistungen/mehrgesundheit/primaerversorgung-neu-was-bringt-sie (8.11.2020).

Bundesministerium für Soziales, Gesundheit, Pflege und Konsumentenschutz (2021a): Zielsteuerungsvertrag 2017–2021: https://www.sozialministerium.at/Themen/Gesundheit/Gesundheitssystem/Gesundheitsreform-(Zielsteuerung-Gesundheit)/Zielsteuerungsvertrag-2017-bis-2021.html (1.2.2021).

Bundesministerium für Soziales, Gesundheit, Pflege und Konsumentenschutz (2021b): Der österreichische Strukturplan Gesundheit ÖSG 2017: https://www.sozialministerium.at/Themen/Gesundheit/Gesundheitssystem/Gesundheitssystem-und-Qualitaetssicherung/Planung-und-spezielle-Versorgungsbereiche/Der-%C3%96sterreichische-Strukturplan-Gesundheit-%E2%80%93-%C3%96SG-2017.html (20.3.2021).

Bundesministerium für Verfassung, Reformen, Deregulierung und Justiz (2018): Konsenspapier: Erwachsenenschutzrecht für Gesundheitsberufe: https://www.google.at/url?sa=t&rct=j&q=&esrc=s&source=web&cd=&ved=2ahUKEwi0x8yzhsvuAhVhkosKHRwgD3IQFjAAegQIAxAC&url=https%3A%2F%2Fwww.justiz.gv.at%2Ffile%2F2c94848a5f0b170e015f4e7bb8405e08.de.0%2Fkonsenspapier_gesundheitsberufe_stand%2520juni%252018.pdf%3Fforcedownload%3Dtrue&usg=AOvVaw2K2n7DBGZml3gAGulQy2ji (3.2.2021).

Deutscher Berufsverband für Pflegeberufe (2013): ICN Ethikkodex für Pflegeberufe: https://www.oegkv.at/fileadmin/user_upload/International/DBfK-ICN-Ethikkodex_fuer_Pflegende-print-final2014__2_.pdf (5.2. 2021).

Doenges, M.E/Moorhouse, M.F./Murr, A.C. (2018): Pflegediagnosen und Pflegemaßnahmen. Bern: Hogrefe.

Dür, W. (2011): Was ist Gesundheit?, in: Dür, W./Felder-Puig, R. (Hg.): Lehrbuch Schulische Gesundheitsförderung. Bern: Huber.

Ewers, M. (2005): Das anglo-amerikanische Case Management: Konzeptionelle und methodische Grundlagen, in: Ewers, M./Schaeffer, D. (Hg.): Case Management in Theorie und Praxis. Bern: Huber, 53–90.

Fehr, A./Tijhuis, M./Hense, S./Urbanski, D./Achterberg, P./Ziese, T. (2018): European Core Health Indicators – Status and Perspectives. Archives of Public Health (2018I 16: 52): https://doi.org/10.1186/s13690-018-0298-9 (20.3.2021).

Frenk, J./Chen, L./Bhutta, Z.A./Cohen, J./Crisp, N./Evans, T. et al. (2010): Health professionals for a new century: transforming education to strengthen health systems in an interdependent world. The Lancet 376/9756, 1923–1958: https://ont-sat-ths.tpsgc-pwgsc.gc.ca/procedures/descriptions-eng.cfm?desc=1572 (3.2.2021).

Geberich, S./Stearns, S./Dowd, T. (1995): A Critical Skill for the Future: Community Assessment. Journal of Community Health Nursing 12/4, 239–250.

Gerberich, S./Stearns, S.J./Dowd, T. (2010): A Critical Skill for the Future: Community Assessment, 239–250. Published online: 7. Jun. 2010: https://www.tandfonline.com/doi/abs/10.1207/s15327655jchn1204_6?journalCode=hchn20 (28.12.2020).

Gitschthaler, E./Schweighofer, M. (2017): Erwachsenenschutzrecht. 2. Erwachse-nenschutz-Gesetz. Wien: Manz.

Hamilton, S. (2017): Persönliches Gespräch zum Thema Public Health Nursing in Kanada. Public Health Nurse in der kanadischen Provinz Saskatchewan. Gespräch via Skype am 15.4.2017.

Höfler, S./Bengough, T./Winkler, P./Griebler, R. (2015): Österreichischer Demenz-bericht. Österreichisches Bundesinstitut für Gesundheit: https://goeg.at/sites/goeg.at/files/2017-06/oest.erreichischer_demenzbericht_2014.pdf (7.2.2021).

Hummel-Gaatz, S./Doll, A. (2007): Unterstützung, Beratung und Anleitung in gesundheits- und pflegerelevanten Fragen fachkundig gewährleisten. Themenbereich 3. München: Urban & Fischer.

Hurrelmann, K./Klotz, T./Haisch, J. (2014): Krankheitsprävention und Gesundheitsförderung, in: Hurrelmann, K./Klotz, T./Haisch, J. (Hg.): Lehrbuch: Prävention und Gesundheitsförderung. Bern: Huber, 13–24.

Institut für Qualität und Wirtschaftlichkeit im Gesundheitswesen (IfQWG) (2021): Definition Diseasemanagementprogramme: https://www.gesundheitsinformation.de/gesundheitsinformation-de.2169.de.html (1.1.2021).

Keller, O.L./Strohschein, S./Briske, L. (2010): Population-Based Public Health Nursing Practice: The Intervention Wheel, in: Stanhope, M./Lancaster, J. (2020): Public Health Nursing. Population Centered Health Care in the Community. Missouri: Elsevier.

Keller, O.L./Strohschein, S./Lia-Hoagberg, B./Schaffer, A. (2004): Population-Based and Evidence-Supported, Part I. Public Health Nursing 21/5, 453–468.

Klemperer, D. (2020): Sozialmedizin – Public Health – Gesundheitswissenschaften. Bern: Hogrefe, 4., überarb. u. erw. Aufl.

Kringos, D.S. (2012): The strength of primary care in Europe. Dissertation. Utrecht: NIVEL.

Kringos, D.S./Boerma, W./van der Zee, J./Groenewegen, P. (2013): Europe's strong primary care systems are linked to better population health but also to higher health spending. Health Affairs 32/4, 686–694.

Kulig, J.C. (2000): Community Resiliency: The Potential for Community Health Nursing Theory Development. Public Health Nursing 17/5, 374–385.

Lundy, K.S./Janes, S. (2009): Community health nursing: Caring for the public's health: Jones & Bartlett Learning.

Minnesota Department of Health (2019): Public health interventions: Applications for public health nursing practice (2nd ed.): https://www.health.state.mn.us/communities/practice/research/phncouncil/wheel.html (4.1.2021).

Minnesota Department of Health (2021): Public health interventions: Applications for nursing practice, 2nd ed. („The Wheel Manual"): https://www.health.state.mn.us/communities/practice/research/phncouncil/wheel.html (2.1.2021).

Moorhead, S./Johnson, M./Maas, M./Swanson, E. (2013): Pflegeergebnisklassifikation (NOC). Bern: Huber, 2., vollst. überarb. u. erw. Aufl.

Moorhead, S./Maciera, T./Lopez, K./Monteiro-Montovani, V./Swanson, E./Wagner, Ch./Abe, N. (2020): NANDA-I, NOC, and NIC Linkages to SARS-Cov-2 (Covid-19): Part 1. Community Response. Vol. 00. NANDA I. International Journal of Nursing Knowledge 32/1 (Jan.), 59–67.

Müller-Staub, M./Abt, J./Brenner, A./Hofer, B. (2014): Expertenbericht zum Verantwortungsbereich der Pflege. Bern: Schweizerischer Verein für Pflegewissenschaft VFP.

Müller-Staub, M. (2017): Pflegeklassifikationen. Anwendung in Praxis, Bildung und elektronischer Pflegedokumentation. Bern: Hogrefe.

NANDA I (2016): Pflegediagnosen. Definitionen und Klassifikation, 2015–2017. Kassel: RECOM.

Netzwerk für Familien- und Patientenedukation in der Pflege e.V. (2019): Familien- und Patientenedukation: https://patientenedukation.de (12.10.2019).

Netzwerk für Familien- und Patientenedukation (2021): Gesprächsleitfäden: https://patientenedukation.de/materialien/gespraechsleitfaeden (6.2.2021).

Nussbaumer, G. (2015): Case Management und prozessorientierte Pflege, in: von Reibnitz, Ch. (Hg.): Case Management: praktisch und effizient. Berlin, Heidelberg: Springer, 2. Aufl., 37–51.

Österreichische Gesellschaft für Public Health (2020): Definition Public Health: https://oeph.at/public-health-oesterreich (9.11.2020).

Österreichische Plattform für Gesundheitskompetenz (ÖGPK) (2020): Gesundheitskompetenz – was ist das? https://oepgk.at/gesundheitskompetenz-was-ist-das/ (26.12.2020).

Parker, R. (2009): Measures of Health Literacy. Workshop Summary: What? So What? Now What? Washington: The National Academies Press.

Reuschenbach, B. (2021): Neues Berufsbild: Community Health Nurse. Heilberufe 73/3, 48–51.

Schofield, R./Ganann, R./Brooks, S./McGugan, J./Dalla Bona, K./Betker, C. et al. (2011): Community Health Nursing Vision for 2020: Shaping the Future. Western Journal of Nursing Research 33/8, 1047–1068.

Schwarz, M./Johansson, T./Ladurner, G. (2008): Familie als Determinante der Gesundheit. Institut für medizinische Anthropologie und Bioethik. Imago Hominis 15/3, 191–202.

Segmüller, T. (Hg.) (2017): Beraten, Informieren und Schulen in der Pflege. Ein Rückblick auf 20 Jahre Entwicklung. Frankfurt/Main: Mabuse.

Stanhope, M./Lancaster, J. (2020): Public Health Nursing. Population Centered Health Care in the Community. Missouri: Elsevier.

Verfassungsgerichtshof (2020): Verkündigung G 139/2019: https://www.vfgh. gv.at/downloads/G_139.2019_Verkuendung.pdf (5.2.2020).

WHO (1978): Erklärung von Alma-Ata: https://www.euro.who.int/de/publications/ policy-documents/declaration-of-alma-ata,-1978 (3.2.2021).

WHO (1986): Ottawa Charta for Health Promotion: http://www.euro.who.int/de/ publications/policy-documents/ottawa-charter-for-health-promotion,-1986 (16.6.2017).

WHO (1998): Gesundheit 21. Eine Einführung zum Rahmenkonzept Gesundheit für die europäische Region der WHO: https://www.euro.who.int/__data/assets/ pdf_file/0005/88592/EHFA5-G.pdf (30.12.2020).

WHO (2000): Die Familiengesundheitsschwester, Kontext, Rahmenkonzept und Curriculum. Kopenhagen: WHO Regional Office for Europe pdf.

WHO (2001): Community Health Needs Assessment: https://www.euro.who.int/ __data/assets/pdf_file/0018/102249/E73494.pdf (3.1.2021).

WHO (2003): Definition and terms of different level of hospitals: https://www. who.int/management/facility/ReferralDefinitions.pdf (1.2.2021).

WHO (2013): The Solid Facts Health Literacy. World Health Organization, Regional Office for Europe, Copenhagen.

WHO (2014): Health Literacy Toolkit for low- and middle-income countries: a series of information sheets to empower communities and strengthen health systems. World Health Organization, Regional Office for South-East Asia, New Delhi.

WHO (2020): Definition Public Health: https://www.euro.who.int/en/health-topics/Health-systems/public-health-services (15.3.2021).

WHO (2021): European Observatory on Health Care Systems: https://www.euro. who.int/en/about-us/partners/observatory/about-us (7.2.2021).

Wright, L.M./Leahey, M. (2014): Familienzentrierte Pflege. Assessment und familienbezogene Interventionen. Bern: Huber, 2., vollst. überarb. u. erg. Aufl.

Wright, L.M./Leahey, M./Shajani, Z./Snell, D. (2021): Familienzentrierte Pflege – Lehrbuch für Familien-Assessment und Interventionen. Bern: Hogrefe, 3., vollst. überarb. u. erw. Aufl.